LA
STATION MÉDICALE

DE

SAINT - MORITZ

(ENGADINE — SUISSE)

PAR

S. JACCOUD

Professeur agrégé à la Faculté de médecine de Paris,
Médecin de l'hôpital Lariboisière,
Membre correspondant de l'Académie des sciences de Lisbonne,
de l'Académie de médecine de Belgique, de l'Académie de médecine de Rio de Janeiro,
des Sociétés médicales de Bruxelles,
Clermont-Ferrand, Copenhague, Vienne, etc., etc.

PARIS

ADRIEN DELAHAYE, LIBRAIRE-ÉDITEUR

PLACE DE L'ÉCOLE-DE-MÉDECINE

1873

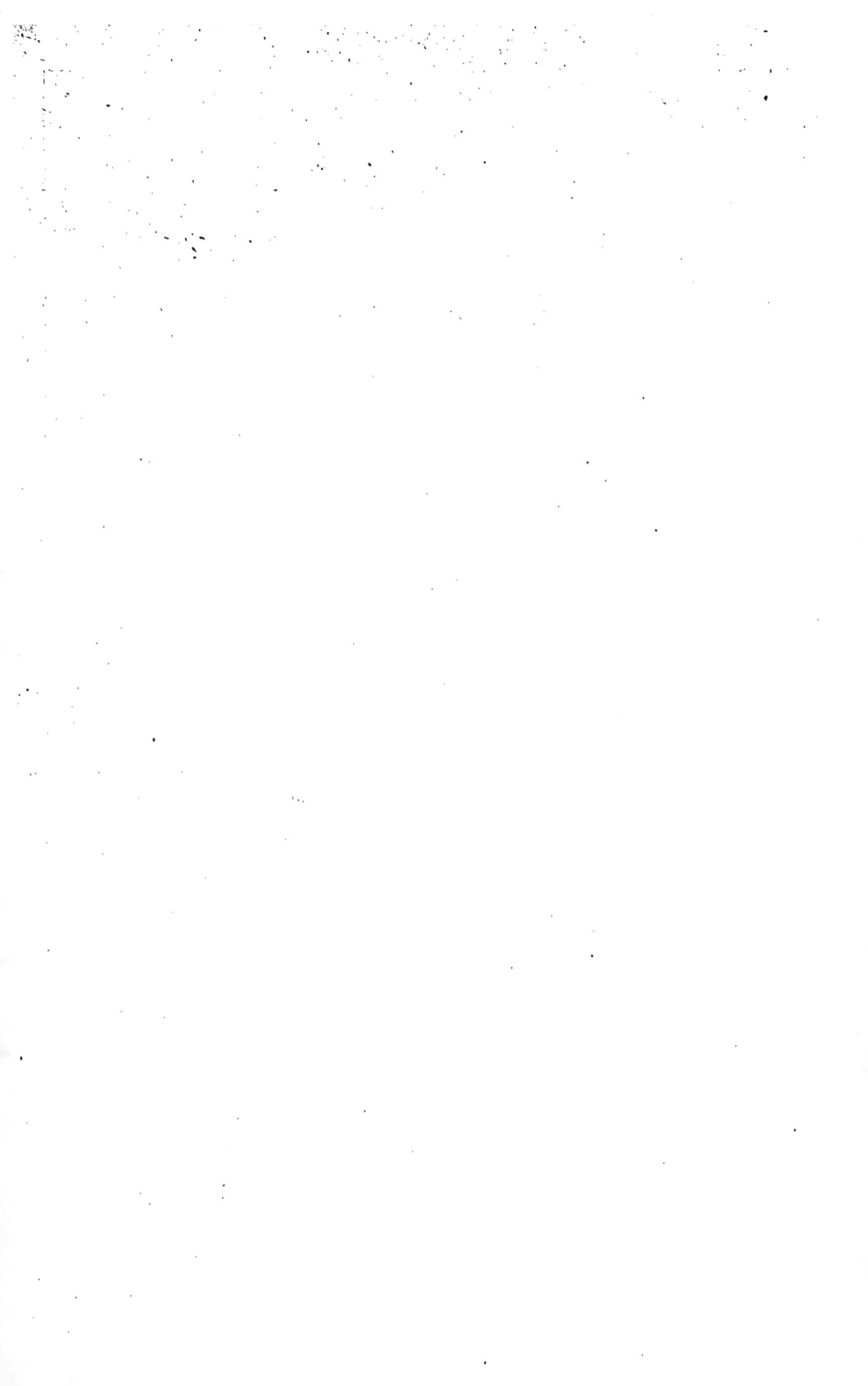

LA

STATION MÉDICALE

DE

SAINT-MORITZ

PARIS. — IMPRIMERIE DE E. MARTINET, RUE MIGNON, 2

LA
STATION MÉDICALE
DE
SAINT-MORITZ
(ENGADINE — SUISSE)

PAR
S. JACCOUD
Professeur agrégé à la Faculté de médecine de Paris,
Médecin de l'hôpital Lariboisière,
Membre correspondant de l'Académie des sciences de Lisbonne,
de l'Académie de médecine de Belgique, de l'Académie de médecine de Rio de Janeiro,
des Sociétés médicales de Bruxelles,
Clermont-Ferrand, Copenhague, Vienne, etc., etc.

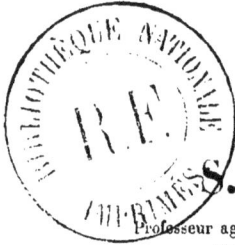
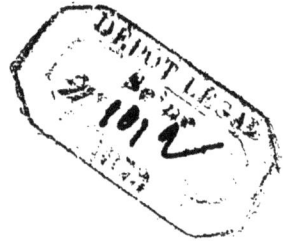

PARIS
ADRIEN DELAHAYE, LIBRAIRE-ÉDITEUR
PLACE DE L'ÉCOLE-DE-MÉDECINE
1873

AVANT-PROPOS

La station médicale de Saint-Moritz, en Engadine, doit à son climat et à ses eaux martiales acidules une efficacité sans égale dans le traitement de la chlorose, des anémies et de certaines dystrophies constitutionnelles.

Cette station, dont les effets salutaires sont depuis long-temps vulgarisés en Italie, en Allemagne, en Autriche, en Russie, en Angleterre, ainsi que dans les États-Unis d'Amé-rique, est malheureusement peu connue, ou tout au moins peu utilisée en France. Ainsi, dans certaines années, on ne rencontre pas à Saint-Moritz un seul malade français; en d'autres temps, on a le regret d'y trouver des personnes dont l'état de santé contre-indique formellement l'emploi des eaux; ou bien, les malades, mal dirigés au point de départ, ont manqué des instructions préalables que nécessite le climat spécial de la localité, et loin d'obtenir de leur séjour les bienfaits attendus, ils n'en retirent que fatigue et incommodités nouvelles; trop souvent enfin, quand nous parlons de Saint-Moritz en Engadine, on nous répond Saint-Maurice dans le Valais. Pour ces motifs, je considère comme un devoir de signaler les eaux de Saint-Moritz à la sérieuse attention de mes confrères; cette obligation me semble d'autant plus étroite, que j'ai contracté moi-même envers cette station une dette de reconnaissance, et que dix années d'observation et d'expérience m'ont pu donner d'ailleurs une compétence suffisante pour justifier mon intervention.

Paris, 1er février 1873.

STATION MÉDICALE

SAINT-MORITZ

I

SITUATION ET TOPOGRAPHIE

Coup d'œil général sur l'Engadine. — Voies de communication.

Le voyageur qui, venant de Coire, monte le Julier, et arrive aux colonnes mystérieuses dressées depuis des siècles au sommet du passage, éprouve alors une singulière déception. Il s'attendait à voir se dérouler de cette hauteur, point culminant de sa route, toute la vallée de la Haute-Engadine qui court au pied du versant Sud-Est de la montagne, il n'en est rien ; des plateaux légèrement inclinés les uns sur les autres font suite au col, et la vue est confinée à ces plateaux mêmes et aux sommets abrupts qui les limitent de chaque côté.

Plus tard pourtant la situation change, la descente s'accuse plus rapide, l'horizon s'agrandit, et une vue nouvelle se développe, qui est bien loin toutefois de répondre aux prévisions. La plaine attendue n'apparaît nulle part, des

montagnes seulement se présentent aux yeux : à gauche
surgissent d'abord les champs de neige et de glace du
Bernina, géant étincelant que son inclinaison vers le Sud-
Est dérobe bientôt aux regards; on descend encore, et l'on
voit successivement émerger, à droite, c'est-à-dire à l'Ouest,
les cimes altières qui enserrent et défendent, comme rangées en bataille, le val de Fex et ses glaciers; un peu plus
à l'Est, les sommités neigeuses d'il Capütschin et du Piz
Corvatsch; en face, vers le Sud, le Piz Surlej et le Piz
Rosatsch; on descend encore, et l'on distingue vers l'Est
et le Nord-Est les forêts de l'Acla et de Cresta, et les
hauteurs interposées entre le passage du Julier et le val
Suvretta. De vallée, point. Entre le versant de la montagne
qu'il parcourt, et les formidables barrières qui se sont élevées devant lui, le spectateur n'aperçoit aucun intervalle;
l'admirable tableau qui s'est offert à ses yeux étonnés lui
semble faire partie du massif même du Julier, et il descend
toujours, fouillant de ses regards impatients l'impénétrable
horizon, et cherchant, sans la deviner, cette plaine dont il
est proche.

Mais bientôt, les hauteurs les plus éloignées cessent
d'être visibles, l'illusion de la continuité s'efface, l'espace
qui sépare le Julier des montagnes de Surlej devient sai-
sissable, et lorsque la route, brusquement inclinée de l'Est
à l'Ouest arrive au sommet de la colline qui domine Silvaplana, le voyageur voit se dérouler devant lui, comme un
décor subitement découvert pour le ravissement de ses
yeux, la vallée de la Haute-Engadine de Maria à Saint-
Moritz, avec ses bois, et ses lacs reliés entre eux par l'Inn.

Spectacle indicible ! j'ai parcouru la Suisse en tous sens,

les beautés de ses Alpes n'ont pour moi plus de mystères ; mais rien n'a pu diminuer l'émotion profonde qu'éveille toujours en moi, sur les pentes du Julier, la magnificence soudainement dévoilée de ce merveilleux panorama de la région des lacs.

A peine remis de cette impression solennelle, le spectateur qui a l'heureuse fortune de jouir de cette vue par une belle journée d'été, est bientôt frappé des admirables phénomènes qui résultent de la hauteur et de la situation de la vallée : la lumière a un éclat nouveau; la ténuité et la pureté de l'air étendent au-delà de ses limites la portée de la vue, et atténuent tous les bruits par un silence qui est un repos; le ciel, sur lequel se dessinent en vives arêtes les sommets neigeux, a les tons chauds et purs du ciel de la Lombardie, et la végétation même, forçant l'attention de l'observateur le plus superficiel, lui révèle un monde à part, une contrée différente de toutes les autres régions alpestres.

Cependant la descente du Julier est achevée; voici le village de Silvaplana, gracieusement assis sur un tapis de verdure qui le sépare de son lac aux eaux vertes, limpides et profondes; la route tourne directement vers l'Est, elle longe quelques moments la rive septentrionale du lac, au-dessus duquel elle monte peu à peu, et bientôt elle atteint Saint-Moritz, le village le plus élevé de la vallée.

Creusée dans le labyrinthe des Alpes rhétiennes, la vallée de l'Engadine est située dans le canton des Grisons, à l'extrémité Sud-Est de la Suisse. Elle confine à l'Italie et à l'Autriche, et court du Sud-Ouest au Nord-Est, sur une

longueur de dix-neuf lieues environ, du Maloja à Martinsbrücke (pont Saint-Martin). La crête à pic du Maloja, qui la
termine brusquement au Sud-Ouest par un précipice de
500 mètres, la sépare du val Bregaglia qui conduit à
Chiavenna, et de là à Como et à Milan ; à l'extrémité opposée,
à Martinsbrücke, le sombre abîme de Finstermünz disjoint
par une entaille profonde l'Engadine et le Tyrol autri-
chien.

C'est seulement en y arrivant par Chiavenna qu'on peut
se faire une idée de la hauteur colossale de la vallée ; de ce
point, en effet, la route monte sans interruption jusqu'à
Casaccia, c'est-à-dire pendant cinq heures environ ; arrivé
là, on voit se dresser verticalément le mur abrupt du Maloja,
et, pour pénétrer dans l'Engadine, il faut encore escalader
cette gigantesque barrière, ce qui est effectué au moyen
d'une route sans pareille, dont les lacets verticalement su-
perposés sont une merveille d'audace et de sécurité tout
ensemble. Lorsqu'on aborde l'Engadine par les autres voies,
on ne l'atteint qu'après avoir franchi des cols dont l'altitude est comprise entre 2300 et 2400 mètres, et la descente, qui succède à ces passages, dissimule jusqu'à illusion
complète la véritable hauteur de la vallée.

A son extrémité occidentale, au Maloja, elle est élevée de
1817 mètres au-dessus du niveau de la mer, tandis qu'elle
n'a plus qu'une altitude de 1019 mètres à la frontière du
Tyrol ; elle s'abaisse donc de 800 mètres, dans son parcours
de dix-neuf lieues du Maloja à Martinsbrücke ; mais, dans
cette étendue, elle présente un point plus élevé même que la
crête du Maloja, c'est le village de Saint-Moritz, à 1855 mètres
au-dessus de la mer. — L'abaissement graduel du niveau de

la vallée du Sud-Ouest au Nord-Est, l'a fait diviser en deux parties, la Haute et la Basse-Engadine ; la première s'étend du Maloja à Scanfs, ou plus exactement à Puntauta (*pont haut*) sur une longueur de sept lieues à peu près ; la seconde comprend le territoire de Puntauta à Martinsbrücke ; vers le centre de cette contrée est situé Tarasp, que ses eaux salines, sulfureuses et ferrugineuses, ont dès longtemps rendu célèbre.

La Haute-Engadine est elle-même divisée en deux régions distinctes par la colline sur laquelle est assis le village de Saint-Moritz ; la plus orientale s'étend de Puntauta à Célérina, en passant par Scanfs, Ponte, Bevers et Samaden ; c'est la *région des prairies*, laquelle, par son aspect et sa configuration, reproduit les caractères de la vallée basse ; — le territoire occidental va de Célérina au Maloja, par Saint-Moritz, Campfer, Silvaplana et Sils-Maria ; c'est la *région des lacs*. C'est à cette partie seule qu'il conviendrait de réserver le nom de Haute-Engadine, car c'est là seulement qu'apparaissent dans leur souveraine magnificence, les beautés incomparables qui font de cette région une contrée sans rivale. Au pied de la colline de Saint-Moritz, à vingt-cinq minutes au Sud-Ouest, sont les sources et l'établissement de bains, dont l'altitude, de 1770 mètres, est inférieure de 85 mètres à celle du village lui-même.

La largeur de la vallée qui, dans les territoires inférieurs, atteint une lieue et même un peu au-delà, ne dépasse pas une demi-lieue dans la région des lacs ; et sur bien des points la route, qui longe les rives septentrionales de ces derniers, est directement creusée sur le flanc de la montagne ; là où les eaux se resserrent, l'œil se repose sur de verdoyantes prairies, qui font bientôt place aux majestueuses forêts de mélèzes et d'aroles.

L'Engadine est arrosée dans toute sa longueur par l'Inn, dans la langue du pays *Acqua d'Oen*, d'où le nom de la contrée *Oeni-Gadina*. Cette rivière, aux eaux limpides et écumantes, qui double à Passau le volume du Danube dont elle est la principale source, sort, non loin du Maloja, du glacier de Fedoz, entre le Monte-d'Oro (3216 mètres) et le Piz Güz (3371 mètres); elle atteint, au village d'Isola, le lac de Sils, le plus grand de la vallée, en sort à son extrémité orientale pour se jeter peu après dans le lac romantique de Silvaplana, qu'elle traverse de l'Ouest à l'Est dans toute son étendue; puis elle baigne de ses ondes tumultueuses la base de la colline de Saint-Moritz, parcourt encore le lac de ce nom, et quittant enfin comme à regret ces hauteurs enchantées, se précipite en cascades mugissantes dans la région des prairies.

La Haute-Engadine est entourée d'une couronne de montagnes aux neiges éternelles, dont le groupe du Bernina est le plus brillant fleuron; c'est au sommet du passage de ce nom, au niveau même du col (2334 mètres), qu'a lieu la séparation des eaux du bassin de la mer Noire et du bassin de l'Adriatique; cette séparation résulte de l'écoulement opposé de deux lacs contigus: l'un, lago Nero, déverse ses eaux dans l'Inn, c'est-à-dire dans le Danube; l'autre, lago Bianco incline vers le Sud-Est sa surface glacée et jette ses eaux dans le Poschiavino, c'est-à-dire dans l'Adda. Le groupe du Bernina qui rivalise par sa masse et par ses glaciers avec les systèmes du Mont-Blanc et du Mont-Rose, leur cède à peine en hauteur; car le Piz Bernina, qui ne peut

être gravi qu'au prix des plus sérieux périls, a une altitude
de 4054 mètres. Nulle part peut-être on ne peut embrasser
du regard une aussi colossale réunion de cimes, de névés et
de glaciers; ces derniers, que distingue une limpidité sans
égale (glaciers de Rosegg, de Palü, de Cambrena, de
Morteratsch, de Fex), dépassent certainement en étendue les
champs de glace si justement renommés de l'Oberland bernois et du Valais.

Sans pénétrer au cœur de ces régions glacées, le voyageur trouve dans les promenades voisines de Saint-Moritz,
des spectacles dont la grandeur égale la variété; du par-
terre qui s'étend entre l'établissement des bains et la rive
droite de l'Inn, le regard voit s'élever, en un imposant cir-
cuit, au-dessus des collines boisées de mélèzes et d'aroles,
les champs de neige du Piz della Margna (3158 mètres), les
hauteurs du Julier, les roches et les glaces solitaires du
Suvretta, dominées par la pyramide granitique du Munte-
ratsch (3250 mètres); puis les hauteurs sauvages du Piz
Nair (3062 mètres) au-dessus de Saint-Moritz, du Piz
Padella (2884 mètres) et du Piz Ot (3250 mètres) à l'Ouest
de Samaden; enfin, vers le Sud-Est, la croupe gigantesque
de rochers d'où saillit au-dessus de Pontresina la dent inclinée du Piz Languard (3266 mètres). Du sommet de ce
pic qui semble inaccessible, et qui, cependant, est chaque
année gravi par des dames, la vue s'étend sur l'ensemble
des Alpes de la Suisse, du Tyrol et de la Valteline, au Sud-
Ouest jusqu'au Mont-Rose, au Nord-Ouest jusqu'au Tödi,
au Sud-Est jusqu'à l'Adamello, au Nord-Est jusqu'au
Zugspitz. Pour donner une idée de l'écrasante accumulation
de cimes que l'œil embrasse du sommet du Languard, il

suffit de rappeler que M. Ladner a essayé de dresser le catalogue des montagnes ayant un nom déterminé, et qu'il en a pu distinguer près de mille.

Ce chaos de montagnes, de glaciers et de cimes neigeuses, les lacs et les bois gracieusement ménagés entre leurs masses pour le repos des yeux et de l'esprit, l'étonnante pureté de l'air, le silence inconnu qu'elle répand sur toute la contrée, toutes ces beautés, qu'on ne trouve nulle part aussi largement prodiguées, donnent à la Haute-Engadine un caractère propre, que l'on chercherait en vain dans les autres vallées alpestres. Cette physionomie spéciale qui frappe si vivement le voyageur lorsqu'il pénètre dans la région des lacs, est accentuée encore par l'étrange beauté de la végétation. A peine trouve-t-on dans les forêts quelques rares sapins, elles sont composées en totalité de mélèzes et d'aroles (*Pinus cembra*); ce dernier arbre, inconnu dans presque tout le reste de la Suisse, est le dernier représentant des plantes de haute tige, à l'altitude de 2500 mètres; la Sibérie est sa patrie et le pays où il atteint le plus magnifique développement. Dans l'Engadine, il forme par son feuillage d'un brun sombre et par son port majestueux un admirable et harmonieux contraste avec le mélèze aux nuances délicates, à la taille élancée. Les mousses épaisses qui enveloppent le pied de ces arbres sont entremêlées de Linnea septentrionale, et la flore, avec l'incomparable richesse des Hautes-Alpes, offre aux yeux étonnés la gentiane bleu d'azur à côté de la saxifrage blanche, la violette bleue auprès de la primevère rose et du satyrion odorant; plus loin, des buissons serrés de roses des Alpes, l'Androsace helvetica aux fleurs roses, et d'admirables tapis du myosotis bleu foncé des Hautes-Alpes (*Erytrichium nanum*), que l'on retrouve jusque sur le Piz Languard. Cette flore unique, qui doit sa variété et ses oppositions au voisinage de l'Italie, a inspiré à M. Michelet quelques-unes de ses plus belles pages.

L'Engadine compte environ 9000 habitants, dont les deux tiers à peu près occupent le Bas-Pays. La langue des indigènes est le romantsch pur, nommé Ladin; c'est une langue *sui generis*, sur l'origine de laquelle les philologues sont loin d'être d'accord; trois éléments au moins ont concouru à sa formation, savoir l'étrusque, le celte et le latin.

En songeant à cette enceinte de montagnes qui forme comme une barrière continue tout autour de l'Engadine, on pourrait être tenté de croire que les abords en sont difficiles, que les voies sont mauvaises ou insuffisantes. Il n'en est rien : des routes postales, aussi sûres que hardies, établissent des communications rapides et directes entre la vallée et les différentes contrées qui l'avoisinent. C'est d'abord la grande artère qui, suivant tout le cours de l'Inn, relie Chiavenna à Martinsbrücke et à Nauders, et permet ainsi une arrivée facile aux voyageurs qui viennent de l'Italie, de l'Autriche et du Tyrol; cette route, vraiment digne d'admiration, surtout dans la région des lacs et plus bas aux environs de Tarasp, est parallèle à la grande voie italienne qui, tracée de l'autre côté du Bernina, unit Chiavenna à Bormio, et par le célèbre passage du Stelvio, rejoint à Nauders la route précédente. Ce vaste arc de cercle est traversé dans sa partie la plus large par une voie perpendiculaire aux

deux autres, qui, partant de Samaden, passe par Pontresina,
franchit le col du Bernina, et traverse la vallée grisonne
de Poschiavo pour déboucher à Tirano en Valteline, sur la
route de Chiavenna à Bormio ; de là on peut, se dirigeant
à l'Ouest, gagner le lac de Como et Milan ; ou bien, tour-
nant vers le Nord-Est, arriver directement à Bormio et dans
le Tyrol. Ces routes sont desservies plusieurs fois par jour,
dans les deux sens, par les postes fédérales suisses, dont le
confort et la sécurité sont justement renommés.

Au Nord-Ouest, du côté de la Suisse, trois routes relient
l'Engadine à la ville de Coire, le chef-lieu du canton des
Grisons : à l'Ouest, la route du Julier, qui débouche à Silvaplana sur la grande artère de la vallée ; au centre, la
route de l'Albula, qui franchit le col de ce nom, et atteint
la vallée à Ponte, un peu au delà de Samaden ; à l'Est,
enfin, la route de Fluela, qui, passant par Davos, aboutit
à Süs, dans la Basse-Engadine. Les services postaux sont
plus multipliés encore sur ces routes que sur les précédentes ; de plus, le voyageur trouve à Coire et à Saint-
Moritz des voitures particulières, dites Extra-post, qui présentent toutes garanties au point de vue de la célérité et de
la sécurité.

On le voit, l'accès de l'Engadine est prompt et facile, et,
dans un autre ordre d'idées, les voies de communication que
je viens d'énumérer ne méritent pas moins d'admiration
que les beautés naturelles du pays. Pour le visiteur venant
de France, l'itinéraire de Saint-Moritz est des plus simples :
du Nord et du Centre de la France, jusqu'à la latitude de
Lyon et même un peu plus au Midi, il faut se rendre à
Coire par chemin de fer, en utilisant, suivant le point de

départ, la ligne Belfort-Bâle, ou bien la ligne franco-suisse de Pontarlier-Neuchatel, ou enfin la ligne de Lyon-Genève. De Coire on se rend à Saint-Moritz par le Julier, l'Albula ou Fluela; cette dernière route convient plutôt aux touristes, car elle est de beaucoup plus longue, et le trajet ne peut être accompli en une seule étape. Pour les voyageurs qui partent du Midi de la France, la voie de Coire n'est pas la plus directe; ceux-là doivent se rendre à Milan par Gênes et gagner l'Engadine par le lac de Como, Chiavenna et la route du Maloja.

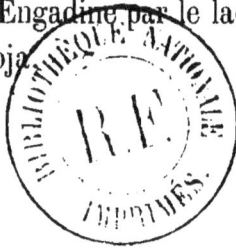

II

LE CLIMAT

Caractères du climat. — Action physiologique. — Action thérapeutique.

La station de Saint-Moritz offre à la thérapeutique deux armes également puissantes, son climat et ses eaux. Ces deux éléments concourent au même résultat ; ils représentent par leur réunion le type le plus parfait de la médication reconstituante naturelle, et lorsqu'ils peuvent être utilisés simultanément, les effets obtenus dépassent vraiment toute espérance. Mais cette action combinée n'est pas toujours possible ; les cas ne sont pas rares dans lesquels l'anémie, la débilité, la dystrophie constitutionnelle indiquent nettement l'usage des eaux ferrugineuses fortes, alors que cependant une altération locale en état d'activité en contre-indique non moins formellement l'emploi ; l'action thérapeutique propre du climat, qui par d'autres voies conduit au même but, devient dans ces conditions une inestimable ressource, car elle permet au médecin de remplir l'indication urgente fournie par l'état général, sans risque d'aggravation dans le processus local. Les applications médicales prennent par là une extension inattendue, et grâce à cette dualité d'action, Saint-Moritz l'emporte sur toutes les stations dont les eaux présentent une composition similaire. Aussi je repousse comme mal fondées toutes les comparaisons qu'on a tenté d'établir entre ces stations et celle de la Haute-Engadine; ces rapprochements sont erronés, parce qu'ils laissent de côté, par un inexplicable oubli, l'élément distinctif fondamental, et vraiment caractéristique. En fait, Schwalbach, Spa, Pyrmont, ne valent que par leurs eaux; Saint-Moritz vaut par ses eaux et par son climat.

Le climat de Saint-Moritz est un *climat tonique très-excitant;* mais cette proposition, qui est également applicable à toutes les régions alpestres, au–dessus de douze à treize cents mètres, est tout à fait insuffisante pour caractériser avec justesse le climat de la Haute-Engadine; bien plus, elle pourrait en donner une idée inexacte, parce qu'elle implique une similitude complète entre tous les climats de même altitude; or, c'est là une erreur grave, dont la fréquence est faite pour étonner. Sans doute, au point de vue des conditions barométriques, l'influence de la hauteur est absolue, elle est partout identique; mais pour les autres phénomènes dont l'ensemble constitue le climat, notamment pour les conditions thermométriques et anémologiques, l'altitude n'est plus, il s'en faut, le critérium unique, et bien d'autres éléments interviennent, dont il est indispensable de tenir compte.

La situation, l'exposition, le groupement des montagnes, la direction des vents, le voisinage de l'Italie, donnent en effet à la région de Saint-Moritz des conditions climatériques tout à fait spéciales, que l'on ne pourrait déduire à priori de la seule notion de l'altitude. Cela est tellement vrai que les observations faites à Bevers, village situé dans la région des prairies entre Samaden et Ponte, ne peuvent sans restriction être appliquées à la région des lacs; ainsi, même pendant l'hiver, la température moyenne à Bevers est inférieure de deux degrés à celle de Sils–Maria, et si l'on considère les chiffres extrêmes, on constate une différence de cinq à six degrés en moins, encore bien que l'altitude de Sils-Maria dépasse de 90 mètres celle de Bevers. C'est là un point qui a été parfaitement établi par M. Chr. Brügger dans sa remarquable étude climatologique sur Saint-Moritz. Cette différence est plus accentuée dans la saison d'été, parce que les lacs n'étant plus gelés, atténuent la sécheresse de l'air, et les oscillations de la température; et l'écart est plus marqué encore à l'établissement des bains que partout ailleurs, parce que ce dernier, qui est abrité vers le Nord–Est par la colline sur laquelle s'élève le village, est entouré sur les trois autres côtés de hautes et puissantes forêts.

Si les circonstances indépendantes de l'altitude peuvent faire varier les moyennes thermiques entre les divers points de la vallée, et cela dans un sens contraire de celui qu'indiqueraient les différences de hauteur, l'influence de ces mêmes conditions doit apparaître bien plus puissante encore, lorsqu'on compare la région dans son ensemble aux autres localités alpestres d'altitude égale. L'observation justifie cette présomption au delà même de ce qu'on pouvait attendre, et le travail de M. Chr. Brügger, auquel je fais ici de notables emprunts, renferme à cet égard des données d'un haut intérêt.

La végétation des arbres cesse à une hauteur de 1850 à
1950 mètres dans les Alpes septentrionales de la Suisse, du
Tyrol et de la Bavière; elle s'arrête à 1430 mètres dans les
Riesengebirge et ne dépasse pas 1075 mètres dans le Harz;
dans la Haute-Engadine on trouve de vigoureux sapins à
l'altitude de 2275 mètres, et même sur les versants septen-
trionaux des montagnes, le mélèze et l'arole s'élèvent à une
hauteur de 490 à 585 mètres au-dessus du niveau de la
vallée, c'est-à-dire jusqu'à une altitude de 2600 mètres au-
dessus du niveau de la mer. — Le blé ne croît pas au-delà
de 1200 mètres dans la Suisse du Nord, dans la Bavière
méridionale et le Tyrol septentrional; on le rencontre dans
l'Engadine jusqu'à la hauteur de 1950 mètres, c'est-à-dire
à 750 mètres plus haut que dans les contrées précédentes.
Dans les années favorables, la pomme de terre, le seigle,
l'avoine, le lin s'élèvent à la même hauteur. — Sur les pentes
du Rigi, le cerisier en pleine terre s'arrête à 900 mètres;
dans les espaliers du cloître de Notre-Dame-des-Neiges,
situé sur la même montagne, à une hauteur de 1310 mètres,
le fruit ne mûrit pas toujours; au Grimsel, la cerise cesse à
1062 mètres, dans l'Oberland bernois à 1220 mètres; or,
dans les bonnes années, elle vient à maturité au village de
Sils-Maria dont l'altitude est de 1800 mètres.

J'ai déjà signalé la flore spéciale de la Haute-Engadine,
dont la richesse et la variété, à une semblable hauteur,
dépassent toutes les prévisions.

L'étude comparative de la limite inférieure des neiges
éternelles fournit des résultats non moins démonstratifs :
cette limite est à 2308 mètres dans les Alpes bavaroises, à
2665 mètres dans les Alpes de la Suisse centrale, à 2795

mètres dans les Alpes des Grisons ; cette même zone s'élève à 2730 mètres dans les Pyrénées, à 2893 mètres dans le massif du Mont-Blanc, et elle atteint 2991 mètres sur le Mont-Rose. Eh bien ! dans la Haute-Engadine, la neige éternelle ne commence qu'à 3089 mètres d'après Denzler ; et tandis que dans l'Oberland bernois le pied du glacier inférieur de Grindelwald descend jusqu'à 1020 mètres au-dessus du niveau de la mer, les gigantesques glaciers du Bernina ne s'abaissent nulle part sur le versant septentrional au-dessous de 1950 mètres.

Pendant une moitié de l'année environ, les plateaux de l'Engadine sont recouverts d'un tapis de neige dont l'épaisseur varie d'un demi-mètre à un mètre et demi : les observations poursuivies à Bevers depuis plus de dix années par M. Krättli établissent que la durée moyenne de cette neige d'hiver est de 173 jours, soit cinq mois et vingt-deux jours ; cette durée, chose remarquable, est la même qu'avait déjà signalée un écrivain de la seconde moitié du XVIᵉ siècle (1574), Campell, dans les termes que voici : « Planum quotannis semestre propemodum totum altis » nevibus tectum ». Sous ce rapport, la vallée de la Haute-Engadine est également plus favorisée que les autres régions alpestres de même altitude : dans les montagnes du Sentis en Appenzell, la durée de la neige d'hiver est de 237 jours à la hauteur de 1785 mètres, de 225 jours à la hauteur de 1625 mètres, et elle est encore de 175 jours à l'altitude de 1135 mètres ; de sorte qu'à hauteur égale la neige persiste au Sentis 64 jours de plus que dans la région de Saint-Moritz-Bevers. Aussi, lorsque le commencement de mai amène dans l'Engadine la fonte générale du tapis d'hiver, le Sentis est encore enseveli sous la neige à une altitude inférieure de 650 mètres.

De même que dans toutes les vallées élevées des Alpes, il peut tomber de la neige en Engadine à un moment quelconque de la saison d'été, et moi-même, étant en 1868 à Silvaplana, j'ai vu, le 7 juin, la vallée, se couvrir en quelques heures de son éclatant manteau d'hiver ; mais ces neiges sont instables, et ce phénomène d'ailleurs est vraiment exceptionnel. Les tables données par M. Chr. Brügger établissent que, pour une période de neuf années, la dernière neige est tombée le 12 juin, et la première le 10 septembre ; mais ces neiges de septembre sont, elles aussi, temporaires, et ce n'est qu'en novembre, en moyenne du 10 au 15, que commence à tomber la neige persistante qui doit recouvrir la contrée jusqu'à la fin d'avril. Il convient du reste de remarquer que les neiges accidentelles de l'été arrivent très-rarement jusqu'au fond de la vallée ; elles s'arrêtent ordinairement à la limite supérieure des forêts, c'est-à-dire à une hauteur de 325 à 650 mètres au-dessus des régions habitées. Ces épisodes, qui ont leur côté pittoresque, ne modifient en rien les conditions générales de la saison ; dès la fin de mai, les bergers bergamasques viennent occuper avec leurs innombrables troupeaux de moutons les hauteurs qu'ils ne quittent plus jusqu'en automne, et les végétations successives, ponctuellement développées, viennent bientôt orner la contrée de sa riante parure d'été.

On le voit : soit qu'on considère les zones de la végétation arborescente ou la flore de la vallée, soit qu'on tienne compte des limites des neiges éternelles, ou de la durée des neiges d'hiver, la conclusion est toujours identique ; la

Haute-Engadine est, sous tous ces rapports, plus favorisée que les régions de même altitude, et si l'on veut trouver dans les Alpes suisses un climat d'été vraiment comparable à celui de Saint-Moritz, ce n'est point dans les localités de même hauteur qu'il faut le chercher, c'est dans les contrées montagneuses d'une altitude moindre, entre 325 et 650 mètres plus bas.

Ces conclusions qu'impose l'examen empirique de la contrée, sont pleinement justifiées par les observations thermométriques qu'a poursuivies, durant quatre années consécutives, M. Chr. Brügger à l'établissement même de Saint-Moritz. Voici les chiffres en degrés centigrades pour la saison dite d'été, qui est comprise entre le 15 juin et le 15 septembre.

I

TEMPÉRATURE MOYENNE PAR MOIS

	Le matin de 5 à 6 h.	L'après-midi de 1 à 2 h.	Le soir à 9 h.	Moyenne du mois.
Juin (du 21 au 30)	5°,6	15°,5	8°,4	10°,26
Juillet....................	6°,49	16°,66	9°,79	11°,45
Août.....................	5°,96	16°,44	9°,26	10°,95
Septembre (du 1er au 10)....	3°,8	11°,9	6°,3	7°,41

II

TEMPÉRATURE MOYENNE DE LA SAISON DU 21 JUIN AU 10 SEPTEMBRE

Le matin de 5 à 6 h.	L'après-midi de 1 à 2 h.	Le soir à 9 h.
5°,91	15°,87	9°,01

III

OSCILLATIONS EXTRÊMES PENDANT LA SAISON

1856		1857		1858		1859	
Minimum	Maximum	Minimum	Maximum	Minimum	Maximum	Minimum	Maximum
— 0,8	25°,0	2°,5	22°,5	— 0,5	22°,8	— 2°,4	25,1
5 sept.	12 août.	8 juillet.	28 juillet.	10 sept.	19 juillet.	1er sept.	4 juillet.
			3 août.				

IV

OSCILLATIONS QUOTIDIENNES EXTRÊMES PENDANT LA SAISON

16°,7	17°,5	16°,2	19°,2
12 août.	20 juillet.	18 juillet.	4 juillet.

V

OSCILLATIONS MOYENNES DE LA TEMPÉRATURE PAR JOUR POUR QUATRE SAISONS

Juin.	Juillet.	Août.	Septembre.
9°,9	10°,17	10°,48	8°,1

VI

MOYENNES DE L'ÉTAT ATMOSPHÉRIQUE POUR QUATRE SAISONS

	Soleil.	Ciel couvert.	Brouillards.	Gelée blanche.	Pluie.	Neige.
Nombre de jours..	56	9	12	10,5	27	1,7

Il y a loin de ces chiffres aux proverbes mensongers qui ont assimilé l'Engadine à la Sibérie, et qui ont prétendu résumer les caractères de son climat en lui assignant neuf mois d'hiver et trois mois de froid; sans doute, si l'on fait

entrer en ligne de compte la saison d'hiver, on arrive à une
moyenne thermique annuelle fort peu élevée, elle est de
2 à 5 degrés à Bevers, et l'on peut reculer effrayé devant
certains minima de la température hivernale, qui s'est
abaissée en février 1854 jusqu'à—32°,1 (Krättli); mais procéder de la sorte c'est aller contre le but; il ne s'agit ici que
de la saison propre à l'usage des eaux minérales, et l'examen,
s'il est sincère, doit être limité à cette période d'été. Or,
les moyennes ci-dessus indiquées assignent à Saint-Moritz
les caractères d'un climat tempéré, exceptionnellement
favorable eu égard à l'altitude; parmi les climats méritant
vraiment le nom de climats élevés, les versants méridionaux
du Mont-Rose et des Pyrénées peuvent seuls être mis en
parallèle. Cette douceur relative du climat de l'Engadine
en été constitue, au point de vue médical, un inestimable
avantage; par elle-même, elle exerce sur l'organisme une
action salutaire en le préservant des ardeurs énervantes de
l'été des plaines, et d'un autre côté, les malades peuvent
ainsi bénéficier des effets spéciaux de l'altitude, sans avoir à
subir un abaissement de température proportionnel à la
dépression barométrique. C'est là, selon moi, le véritable
caractère distinctif de la station de Saint-Moritz, et je suis
étonné qu'il n'ait pas été plus clairement mis en lumière.
Température moyenne plus élevée que ne l'implique l'altitude, diminution de la pression atmosphérique proportionnelle comme toujours à l'altitude, voilà les deux conditions
opposées dont nulle autre localité à moi connue ne présente
la réalisation; or, ces conditions exceptionnelles sont à mes
yeux la base des applications thérapeutiques spéciales du
climat de Saint-Moritz.

Il va de soi que les écarts considérables de la température quotidienne imposent certaines précautions; il faut être muni de vêtements d'hiver, et avoir soin de ne pas sortir le matin avant sept ou huit heures, ni le soir après la fin du jour, mais il n'y a rien là qui soit spécial à l'Engadine, ces obligations sont les mêmes pour les valétudinaires dans toutes les stations de montagnes. Aussi, je ne puis que déplorer l'usage qui s'est établi de clore la saison du 1er au 10 septembre; rien ne peut m'expliquer cette habitude si ce n'est l'obéissance aveugle des malades à la routine ou à des conseils peu éclairés; on fuit aux premiers jours de septembre, et l'on ignore sans doute que ce mois est d'ordinaire le plus favorable de la saison par la fixité de la température, et la stabilité du beau temps.

Les conditions exceptionnellement bonnes de la saison d'été tiennent avant tout au voisinage de l'Italie et à la disposition des montagnes. La première influence apparaît visible et indéniable dans le ciel de l'Engadine; il a les teintes chaudes et l'azur foncé de celui de Lombardie, et pas un caractère qui rappelle les autres contrées de la Suisse; c'est déjà un ciel méridional, et l'on conçoit en le voyant que, malgré la hauteur, la latitude fait sentir ses effets sur l'ensemble du climat. Quant à la disposition des montagnes, elle est la plus avantageuse qu'on puisse supposer; les gigantesques barrières qui séparent la vallée de la partie occidentale et septentrionale du canton des Grisons, la mettent à l'abri des vents glacés du Nord, tandis que la vaste échancrure, représentée par le val de Poschiavo et le col du Bernina, donne accès aux vents tempérés du Sud, du Sud-Est et du Sud-Ouest. Il convient d'ajouter toutefois que les courants anémologiques les plus ordinaires sont ceux qui, montant de Chiavenna, pénètrent par l'ouverture du Maloja, c'est-à-dire les vents du Sud-Ouest, et ceux qui, moins directs, arrivent par les gorges de la Basse-Engadine, c'est-à-dire les vents de l'Est-Nord-Est. Le tableau suivant, emprunté au travail de M. Chr. Brügger, fait connaître la direction des vents pour quatre saisons consécutives ; les observations ont été répétées trois fois par jour.

	Sud-Est et Sud.	Sud-Ouest.	Ouest.	Nord-Ouest.	Nord-Est et Est.
Nombre de jours dans les quatre saisons réunies	49	261	34	83	179
Moyenne pour les quatre saisons	13	71	9	22	45

La prédominance marquée des vents du Maloja et de la Basse-Engadine ressort nettement de ces observations, et ces courants qui, en deux sens opposés, parcourent la vallée dans toute sa longueur, joignent leurs effets à ceux de l'altitude pour maintenir dans l'atmosphère une incomparable pureté.

L'air présente une autre particularité digne d'intérêt, c'est sa sécheresse extrême qui est telle, qu'elle suffit pour dessécher la viande ; entre Saint-Moritz et Casaccia, on ne fait subir à la viande destinée à la conservation d'autre préparation que l'addition de sel, puis on la suspend à l'air libre, et bientôt elle a toutes les qualités requises. En raison de la hauteur, l'évaporation est très-rapide ; aussi, bien que la rosée du matin soit assez abondante durant la saison d'été, elle est promptement dissipée par les premiers rayons du soleil. La sécheresse de l'air en est une propriété aussi

remarquable, aussi constante que la pureté et la diapha-
néité.

Une DÉPRESSION BAROMÉTRIQUE, proportionnelle à l'altitude,
achève de caractériser ce climat que spécialise déjà, entre
toutes les régions alpestres, l'ensemble des conditions que
nous venons d'étudier. A l'établissement des bains, la hauteur du baromètre, pendant les mois de juin, juillet, août
et septembre, est de 616 millimètres, soit 144 millimètres
au-dessous de la hauteur moyenne de Paris. D'après les
recherches d'un habile observateur, M. Candrian, les oscillations extrêmes du baromètre sont comprises entre 599
et 627,3 millimètres.

Les conséquences de ce phénomène dans l'ordre physique
sont faciles à prévoir; l'eau bout à 87 degrés centigrades,
et pour donner à la viande et aux légumes le degré de
cuisson nécessaire, on est souvent obligé de recourir à la
marmite de Papin; — les bruits sont atténués par la raréfaction de l'air; aussi les indigènes parlent-ils beaucoup haut
que dans les plaines, et au bout de quelques jours l'étranger
contracte la même habitude; — en revanche, la diffusion
des odeurs présente une intensité particulière, et la pitui-
taire, malgré son état de sécheresse, acquiert une sensibilité
olfactive plus délicate; — la ténuité et la pureté de l'air
augmentent la portée de la vision distincte et permettent
de voir les objets éloignés avec des contours nets, avec leurs
couleurs naturelles. De là de constantes illusions sur la
distance des objets lointains, qui semblent plus rapprochés;
par suite, ils paraissent aussi plus petits, puisque l'angle
visuel reste le même. Ainsi que le fait justement remarquer
le docteur Geinitz d'Altenburg dans ses intéressantes obser-

vations sur le climat de la Haute-Engadine, cette erreur
d'optique est l'inverse de celle qui est commise à propos des
objets vus dans le brouillard.

Tels sont, esquissés à grands traits, les caractères distinc-
tifs du climat de Saint-Moritz.

Malgré leur multiplicité, les effets de ce climat sur l'organisme sain, en d'autres termes, les effets physiologiques,
dépendent de deux causes seulement, savoir : la vivacité et
la pureté de l'air qui accroissent la puissance de la nutrition, et l'abaissement de la pression barométrique qui
change la modalité de la respiration et de la circulation. Or,
comme les propriétés toniques et excitantes de l'air sont
liées elles-mêmes à la hauteur, laquelle commande aussi la
pression de l'atmosphère, on voit qu'en définitive les effets
fondamentaux du climat dépendent de l'altitude ; et si Saint-
Moritz doit être préféré aux autres régions de hauteur
égale, c'est, ainsi que je l'ai montré, parce qu'il doit à son
exposition et à sa topographie spéciales une température et
des conditions climatériques estivales, bien plus douces que
ne le comporte son altitude, considérée d'un point de vue
absolu.

Chez l'adulte en bonne santé, les premiers effets du
climat se révèlent par une augmentation de l'appétit qui se
fait sentir dès le premier jour, et qui marche de pair avec un
accroissement proportionnel de la puissance digestive et assi-
milatrice. Cette influence bien connue de l'altitude a été ex-
périmentalement démontrée par les recherches de Brehmer,
auxquelles j'ai fait allusion dans mon *Traité de pathologie
interne* ; cet habile observateur a constaté sur lui-même

qu'une élévation de 425 mètres accroissait dans la proportion d'un quart son besoin d'alimentation; certes, on ne peut
prétendre que cette augmentation croisse progressivement
en raison directe de la hauteur, mais il est bien certain
cependant que cette modification est plus marquée à l'altitude de 1770 mètres, qui est celle des bains de Saint-
Moritz. La suractivité parallèle des fonctions digestives et de
l'échange nutritif est démontrée, d'une part, par la facilité
et la rapidité des digestions, malgré l'augmentation des
ingesta; d'autre part, par les changements de proportion
entre le tissu graisseux et le tissu musculaire. Le premier
diminue notablement par suite d'un séjour prolongé dans
la Haute-Engadine, tandis que les muscles prennent un développement prépondérant, qui se traduit par l'accroissement des forces et de la capacité motrice; cet effet d'ailleurs
est durable, il survit au retour dans la plaine, où il se manifeste d'une manière non douteuse par une plus grande apti-
tude au travail musculaire, et par une résistance plus forte
à la fatigue.

L'abaissement de la pression atmosphérique détermine
l'accélération des battements du cœur; j'ai constaté sur moi
une augmentation variant de douze à dix-huit dans le nombre
des pulsations radiales; en outre, la circulation dans son
ensemble est notablement modifiée, en ce sens qu'il se fait à
la périphérie un puissant afflux sanguin; les capillaires
cutanés sont turgescents, et les téguments prennent une
couleur d'un rouge violet que l'on retrouve sur les muqueuses supérieures, notamment sur celles de la bouche et
de la langue; si le séjour est prolongé durant quelques
semaines, la prédominance de la circulation périphérique

produit une pigmentation plus forte de la peau ; comme ce phénomène est plus marqué sur les régions habituellement exposées à l'action du soleil, on pourrait croire qu'il ne s'agit ici que d'une pigmentation par irradiation solaire ; mais la même modification a lieu à un degré moindre sur les parties protégées par les vêtements, et sa cause véritable est par là nettement démontrée. Dans quelques cas, plus rares qu'on ne le supposerait *a priori*, de légères épistaxis témoignent aussi du changement survenu dans la répartition du sang.

L'appel incessant du sang à la périphérie maintient les viscères dans un état d'anémie relative, lequel, en raison de son degré, ne se révèle que par des phénomènes favorables ; les fonctions cérébro-spinales sont plus actives et plus faciles, la tête est libre et légère, la puissance locomotrice est accrue, la respiration est remarquablement aisée, encore bien que le mode en soit grandement modifié, comme nous le verrons dans un instant. Ces changements organiques éveillent chez l'individu qui les subit le sentiment d'une force nouvelle, qu'il juge par comparaison avec son état ordinaire ; il se sent dispos et gaillard, il a un entrain que justifie l'accroissement réel de sa capacité pour le travail physique.

Par ces effets, qui ont pour résultat final l'augmentation des forces nutritives et la restauration de l'organisme, le climat de Saint-Moritz justifie de tous points le rapprochement que j'ai établi entre son action propre et celle des eaux reconstituantes que possède cette station privilégiée ; il doit, comme ces eaux mêmes, être placé au premier rang des moyens dont l'art médical dispose pour combattre les *anémies*, les *chloroses* et les *débilités constitutionnelles*, et il peut être utilisé comme agent curateur, ainsi que je l'ai dit déjà, dans un certain nombre de cas où l'usage des eaux est contre-indiqué. Eh bien ! ce n'est pas tout, et par son influence toute spéciale sur la fonction de respiration, ce climat répond à une classe d'indications thérapeutiques toutes différentes, qu'aucune eau martiale, quelque puissante d'ailleurs qu'on veuille la supposer, ne saurait remplir par elle seule ; l'eau n'est plus ici qu'un auxiliaire, le climat est l'agent principal du traitement, et c'est justement pour cela qu'il n'y a pas de comparaison possible entre Saint-Moritz et les autres stations à sources ferrugineuses ; un rapprochement de ce genre n'est ni médical, ni sérieux.

La raréfaction de l'air à l'altitude de Saint-Moritz produit dans la fonction respiratoire deux changements, qui sont le point de départ d'importantes modifications. La fréquence de la respiration est augmentée ; le nombre moyen de mes inspirations à Paris, au repos, est de 15 par minute ; il est de 19 à 20 dans l'Engadine ; en même temps qu'elle est plus fréquente, la respiration est plus profonde ou pour mieux dire plus ample ; la raison, c'est que dans ce milieu raréfié, il faut une capacité, une absorption inspiratoire plus grande, pour maintenir dans l'appareil pulmonaire la quantité d'air nécessaire à l'accomplissement régulier des opérations de l'hématose et de la nutrition en état de suractivité. Or, l'augmentation légère du nombre des inspirations ne saurait amener ce résultat ; il ne peut être dû qu'à une ampliation pulmonaire plus considérable, qui met en jeu certaines régions du poumon, que j'appelle paresseuses, parce que, dans les conditions ordinaires, elles ne prennent

qu'une très-faible part à l'expansion inspiratoire ; ces régions
sont les parties supérieures des organes. Mais comme la
pression atmosphérique est abaissée, cette participation
plus complète du poumon à l'acte inspiratoire implique
nécessairement une augmentation d'action des forces musculaires qui président à l'ampliation du thorax ; et cet
ensemble de conditions subordonnées, toutes issues du changement de pression dans le milieu respirable, a pour résultat
en fin de compte, une gymnastique méthodique régulière et
constante de l'appareil respiratoire, qui est maintenu sans
fatigue au maximum de l'activité fonctionnelle.

Ainsi sont produits, par une *intervention active* des organes
de respiration, des effets analogues à ceux qu'ils subissent
passivement sous l'influence de l'air comprimé ; dans l'air
raréfié, l'absorption inspiratoire devient complète par le fait
d'un travail actif des puissances musculaires ; dans l'air comprimé, l'absorption inspiratoire accrue est la conséquence
d'une pression augmentée, sous laquelle les poumons, et les
poumons seuls, cèdent passivement. Ce rapprochement, qui
me paraît digne d'intérêt, suffit pour établir la supériorité de
la première condition, au point de vue du développement
et de l'exercice réguliers des fonctions pulmonaires.

J'ai signalé, parmi les effets de l'altitude, la diminution
de la charge sanguine des viscères au profit de la périphérie ;
cette anémie relative, à laquelle participent les poumons
comme les autres organes profonds, ajoute à l'heureuse
influence de la suractivité respiratoire ; elle facilite la circulation pulmonaire, elle dissipe les congestions préexistantes,
et prévient tout mouvement fluxionnaire nouveau.

En résumé, le climat de Saint-Moritz a une double

action : l'une générale, par laquelle il assure la restauration
constitutionnelle ; l'autre locale, par laquelle il accroît au
maximum l'activité de la fonction respiratoire, tout en main-
tenant les poumons à l'abri des stases et des fluxions.

De ces données positives, dans lesquelles l'hypothèse n'a
aucune part, on peut aisément déduire les applications thérapeutiques spéciales auxquelles j'ai fait tantôt allusion. Ces
applications ont trait aux premières périodes de la TUBERCU-
LOSE et de la CASÉIFICATION PULMONAIRES.

Dans mon *Traité de pathologie* et dans ma *Clinique de
l'hôpital Lariboisière*, j'ai distingué dans l'évolution générale des phthisies, une période prodromique, que j'ai dénom-
mée période prémonitoire. Les individus de ce groupe ne
présentent point encore de processus phthisiogène saisis-
sable, mais ils doivent à des antécédents de famille fâcheux
ou à une débilité constitutionnelle innée, une condition organique suspecte qui peut faire redouter à bon droit le développement ultérieur de la phthisie. Ces individus ne sont
point malades, ils sont prédisposés ; ce n'est pas de traitement qu'il s'agit pour eux, mais bien de prophylaxie, et par
cela même, cette classe de faits qui est fort nombreuse
acquiert une importance considérable. Or, de toutes les
méthodes que l'on peut employer pour répondre à cette
indication prophylactique, qui est une question de vie ou de
mort, aucune, je l'affirme sans réserves, n'égale en puissance la méthode de l'*acclimatement rigoureux ;* et parmi les
diverses stations estivales que l'on peut utiliser dans ce but,
il n'en est pas une qui doive être mise en parallèle avec
Saint-Moritz, car aucune autre ne possède un ensemble de

conditions climatériques aussi heureusement appropriées à l'indication poursuivie.

Mais les applications thérapeutiques de ce climat ne sont point limitées à cette période prémonitoire; alors même que le mal est nettement confirmé par les signes physiques non douteux d'une infiltration tuberculeuse ou caséeuse des sommets, le séjour de Saint-Moritz n'en reste pas moins notre plus puissante ressource; mais ici il y a lieu de formuler d'importantes réserves, sur lesquelles j'appelle expressément l'attention : cette station ne doit être conseillée que dans les *formes torpides et apyrétiques* de la maladie, dans ces formes qui se traduisent surtout par une détérioration constitutionnelle profonde, avec laquelle contraste la circonscription stationnaire des désordres locaux. Bien souvent alors des accidents intestinaux ou laryngés contre-indiqueront absolument l'usage des eaux; mais *dans ces conditions définies*, l'influence salutaire du climat est pour moi hors de doute. Je l'ai constatée dans un assez grand nombre de cas pour en être absolument certain ; elle se manifeste par la restauration générale de la constitution, et par l'arrêt ou la régression des lésions locales.

Je n'ignore pas que d'éminents confrères d'Angleterre et d'Amérique étendent au delà de ces limites l'indication de Saint-Moritz, et en ont constaté l'utilité dans des périodes plus avancées, alors que le progrès des désordres locaux a constitué l'état de phthisie proprement dit ; je n'ignore pas non plus que le séjour dans l'Engadine, pendant l'hiver, est conseillé dans les mêmes circonstances, et que les résultats sont jusqu'ici très-encourageants ; mais je n'ai sur ce sujet aucune expérience personnelle, et je dois me borner à signaler ces faits, qui sont bien connus dans toute la contrée.

D'après certaines idées généralement accréditées, on pourrait croire que l'altitude de Saint-Moritz favorise les hémorrhagies broncho-pulmonaires et l'hémoptysie, et qu'il y a dans ce fait une contre-indication absolue pour les catégories de malades dont nous venons de parler; or, le fait n'est pas exact, et partant la conclusion est une erreur. Il est bien vrai que les personnes qui gravissent le Mont-Blanc, le Mont-Rose, ou quelque autre de ces cimes gigantesques, ont été affectées parfois de crachements de sang en approchant du sommet; mais il n'y a aucun rapport, on en conviendra, entre la hauteur colossale de ces montagnes (4810 mètres, 4638 mètres) et l'élévation de Saint-Moritz; d'un autre côté, la diminution de la pression barométrique est loin d'être la cause unique de l'hémoptysie, qui survient dans quelques cas au terme de ces ascensions aventureuses; les fatigues musculaires, les efforts excessifs, le désordre de l'action du cœur, voilà tout autant d'éléments pathogéniques dont il importe de tenir compte. Il n'y a donc pas de rapprochement possible entre ces conditions toutes particulières, et l'habitation tranquille à l'altitude de Saint-Moritz. Mais, dira-t-on peut-être, si ce climat ne provoque pas par lui-même l'hémoptysie chez des individus bien portants, on peut craindre qu'il n'ait ce redoutable effet chez des personnes menacées ou affectées de processus phthisiogènes, surtout si déjà antérieurement elles ont éprouvé des hémorrhagies bronchiques.

Or, l'observation a définitivement établi ces deux faits: l'absence d'hémoptysie chez les malades pendant leur séjour en Engadine; — la cessation des hémorrhagies chez ceux qui en ont été atteints, même dans les jours qui ont immédiatement précédé leur arrivée à Saint-Moritz. Il y a trois ans, j'ai vu un monsieur de Modène, qui était précisément dans cette situation, et chez lequel l'hémoptysie n'a jamais reparu du moment qu'il est arrivé dans l'Engadine supérieure. Et ces résultats de l'observation pouvaient être prévus, car les hypothèses que je combats n'ont d'autre base qu'une interprétation erronée des effets de l'altitude sur la circulation du sang; on part d'un fait vrai, l'afflux du sang à la périphérie et aux extrémités, mais on commet la faute de ranger les poumons parmi les organes périphériques, et de cet afflux hypothétique on induit la provocation hémorrhagipare. Mais l'expérience a démontré que dans la répartition circulatoire spéciale que créent les dépressions barométriques fortes, les poumons doivent être assimilés aux organes profonds, et participent à leur état d'anémie relative; les recherches de Poiseuille et de Volkmann ont prouvé en effet que la charge sanguine des organes thoraciques est directement proportionnelle au degré de la pression atmosphérique.

L'objection tirée de l'hémoptysie n'a donc pas de raison d'être, et les indications que j'ai formulées touchant les périodes prémonitoires et initiales de la tuberculisation et de la caséification pulmonaires, subsistent dans leur intégrité.

La modalité particulière de la circulation dans les poumons, et la rapidité de l'évaporation des liquides par suite de la sécheresse de l'air, sont les raisons de l'efficacité de ce

climat dans les *catarrhes broncho-pulmonaires* avec hypersécrétion abondante; de même, la gymnastique respiratoire
qu'imposent les conditions barométriques est le seul moyen
d'obtenir une élongation réelle des adhérences pleurales, et
d'en atténuer les fâcheuses conséquences.

Au surplus, pour les périodes et les formes de tuberculose
et de caséification que j'ai indiquées, pour les maladies pulmonaires apyrétiques en général, la question de l'influence
favorable des hautes altitudes est jugée, et depuis l'époque
où j'ai signalé les effets et les applications thérapeutiques
des stations élevées, les établissements dits *sanatoria* se sont
multipliés, et les résultats qu'ils ont donnés ont été chaque
année plus satisfaisants. Et cependant ceux de ces refuges
qui peuvent être cités comme modèles, notamment le
sanatorium du docteur Brehmer, à Görbersdorf, dans les
Riesengebierge en Silésie; celui qui a été plus récemment
créé à Davoz, dans le canton des Grisons, ne sont qu'à une
hauteur de 1300 à 1500 mètres; on peut donc affirmer
avec certitude l'action plus marquée encore du climat de
Saint-Moritz.

Les bienfaits de cette station s'étendent à un autre
groupe de cas qui ne le cède point en importance aux précédents; pour les enfants chétifs, dont l'éducation physique
est incessamment compromise par une débilité innée ou
acquise, pour ceux qui ont été affectés de scrofulose, pour
ceux enfin dont les familles ont subi les coups redoutables de
la méningite tuberculeuse, le séjour de Saint-Moritz est le
plus puissant reconstituant, et l'effet du climat est alors d'autant plus certain que, dans ces conditions, il peut presque

toujours être secondé par l'usage des eaux. Le conseil, on le conçoit, ne s'applique point aux enfants en bas âge.

Les effets prophylactiques et curateurs que je viens d'assigner au climat de Saint-Moritz, ne sont pas seulement prouvés par l'observation des malades qui en rapportent la santé, ils sont démontrés d'une façon indirecte, mais positive, par la pathologie de la contrée. La scrofule et la tuberculose n'y sont observées que comme produits exotiques; c'est un fait que j'ai déjà mis en relief dans mon *Traité de pathologie;* les indigènes qui contractent à l'étranger quelque maladie phthisiogène, en guérissent le plus souvent lorsqu'ils ont la sagesse de rentrer à temps dans leurs montagnes. Les fièvres paludéennes et le scorbut sont inconnus, les névroses sont bien plus rares que dans les localités de moindre altitude; enfin, l'habile et savant confrère qui a depuis de longues années la direction médicale de l'établissement des bains, M. le docteur Brügger, a constaté la rareté absolue de la chlorose, de l'oligocythémie, de la polyémie séreuse, et pour ce qui est des affections gastro-intestinales, il en signale le caractère exceptionnel en des termes que je tiens à rapporter textuellement: « Les maladies de l'appareil digestif, notamment le catarrhe chronique de l'estomac et de l'intestin, les productions anormales d'acides et de gaz, les désordres de l'innervation, l'insuffisance des mouvements péristaltiques de l'intestin par inertie des fibres musculaires, la lenteur de la circulation dans le système veineux abdominal, sont des affections dont sont bien rarement atteints les habitants de ces régions élevées. »

En raison même de la puissance de son action, le climat de Saint-Moritz présente un certain nombre de CONTRE-INDICATIONS. L'emphysème pulmonaire, l'hypertrophie et les lésions valvulaires du cœur, les processus inflammatoires en état d'acuité, voilà tout autant de conditions pathologiques qui sont inconciliables avec le séjour dans les altitudes élevées en général, et dans l'Engadine en particulier. Pour ces divers groupes de cas la proscription est formelle, absolue. Dans d'autres circonstances, la contre-indication existe encore, mais la difficulté peut être tournée au moyen d'une précaution fort simple, qui est souvent négligée, et que je signale, pour ma part, comme une indispensable nécessité. Voici le fait.

Chez les individus bien portants et robustes, les effets toniques salutaires du climat de Saint-Moritz se font sentir immédiatement, il n'est pas besoin d'accoutumance, la durée du voyage est alors une transition suffisante entre la plaine et l'altitude de la vallée. Mais pour les personnes qui n'appartiennent pas à cette catégorie privilégiée, les choses ne se passent plus de même ; ce n'est qu'au bout d'un certain temps que l'influence favorable du climat est ressentie, et cette période d'acclimatement est marquée par des phénomènes spéciaux, savoir des palpitations, de la gêne respiratoire pendant l'exercice, de l'agitation, de l'anxiété précordiale, de la fatigue, de l'insomnie, et souvent aussi une céphalalgie frontale ou occipitale fort intense. Or, ces phénomènes sont d'autant plus marqués, et l'intervalle nécessaire pour l'accoutumance est d'autant plus long que l'individu est plus faible; aussi ces symptômes ne sont-ils jamais plus accentués que chez les personnes affectées de chlorose grave et ancienne, surtout lorsqu'aux accidents communs de la dyscrasie sont joints les accidents spéciaux de l'anémie cérébro-spinale. Dans ce cas, le changement de la répartition du sang peut produire non-seulement de la céphalalgie, mais des étourdissements et des vertiges par exagération de l'anémie encéphalique.

De ces faits, sur l'exactitude desquels l'observation ne peut laisser aucun doute, on a déduit un précepte thérapeutique, et les chloroses profondes, les anémies graves avec symptômes cérébro-spinaux ont été rangées au nombre des états pathologiques qui contre-indiquent formellement le séjour de Saint-Moritz.

Je tiens ce précepte pour erroné, et je m'élève de toutes mes forces contre une conclusion, qui exclut de cette station les malades mêmes auxquels elle peut être le plus utile. Ce n'est point l'altitude par elle-même qui est nuisible dans ces conditions, c'est la brusquerie du changement, et il s'agit tout simplement de recourir à un procédé d'application qui substitue à la transition soudaine une transition ménagée, et remplace l'accoutumance d'emblée à l'altitude maximum par une accoutumance graduelle à des hauteurs moindres. En conséquence, pour les personnes de constitution débile, pour les enfants, *a fortiori* pour les malades gravement affectés, le voyage doit être coupé par des arrêts de quelques jours dans des localités moins élevées que l'Engadine ; le choix est grand, et quel que soit l'itinéraire, l'observation de cette règle ne présente aucune difficulté. En suivant cette voie graduée, le malade, arrivé à destination, a le bénéfice immédiat et complet du climat extrême, sans encourir les inconvénients et les périls de la transition brusque. Ce n'est point là, qu'on y prenne garde, une simple mesure de prudence, c'est; pour les cas indiqués, une obligation absolue; procéder autrement, c'est tout compromettre. L'an dernier encore, je me suis rencontré à l'établissement des bains avec une dame qui ne retirait de son séjour que malaise et fatigue, bien qu'en eux-mêmes le climat et les eaux fussent parfaitement appropriés à son état de santé; mais cette dame, mal renseignée, s'était rendue directement de Paris à Saint-Moritz.

Pour les habitants de la plaine, les mêmes précautions sont nécessaires au retour; que l'on compare les chiffres barométriques, et l'on verra que l'air de Paris, de Lyon ou de Milan, par exemple, est vraiment un air condensé eu égard à celui de l'Engadine; cela étant, le retour direct dans les foyers est une faute grave, puisqu'il fait passer l'organisme avec une rapidité brutale d'un milieu raréfié dans un milieu comprimé.

Les préceptes pratiques que j'ai formulés mettent à l'abri de ces dangers, et, pour le plus grand bien des malades, ils réduisent au minimum les contre-indications réelles du climat de Saint-Moritz.

III

Propriétés physiques et chimiques des eaux. — Installations balnéaires.

Les sources de Saint-Moritz, qui jaillissent du mont Rosatsch à 1775 mètres au-dessus du niveau de la mer, sont au nombre de trois; mais deux seulement ont été jusqu'ici livrées à l'exploitation. La *source ancienne* était déjà connue de Paracelse, qui, au commencement du xvi⁰ siècle, en vantait, en termes convaincus, la suprême utilité; un peu plus tard, Conrad Gessner (1553) et Tabernämontanus (1605) lui ont donné une place importante dans leurs *Répertoires des eaux salutaires*. Dans le cours du xvii⁰ siècle, au rapport de Cesati, l'eau fut convenablement encaissée, la renommée s'en répandit dans la Suisse, dans le Midi de l'Allemagne et dans l'Italie septentrionale, et, dès lors, l'affluence des malades devint chaque année plus considérable, quoique les visiteurs fussent obligés, par suite de l'absence d'établissement à la source même, de se loger dans le village de Saint-Moritz, distant d'une demi-heure.

Les choses restèrent en cet état jusqu'en 1853. A cette

époque, l'initiative puissante de quelques hommes éminents, non moins distingués par leur haute intelligence que par leur dévouement aux intérêts de leur pays, vint heureusement changer la situation; et, en peu d'années, les efforts persévérants de M. de Flügi-Aspermont, de M. le docteur Brügger, de M. de Planta et de M. Lourse ont fait de la pauvre buvette de Saint-Moritz, un des établissements de bains les plus complets et les plus remarquables de l'Europe.

Les travaux entrepris au printemps de 1853 ont régularisé la captation de la source, en en diminuant les pertes, et par suite le volume de l'eau est devenu huit fois plus grand qu'auparavant; ce n'est pas tout : les fouilles nécessitées par cette opération ont amené la découverte d'une nouvelle source, qui, moins abondante que l'ancienne, l'emporte sur elle par la richesse de sa minéralisation. Cette source naît à environ 200 pas de la première; elle jaillit d'un rocher de granit par neuf veines d'une pureté parfaite, dont l'encaissement a été très-habilement dirigé par le docteur Brügger. — A 800 pas plus loin, dans un terrain souvent envahi par les infiltrations de l'Inn, une troisième source a été trouvée et recueillie par une captation provisoire; mais les deux précédentes suffisant, et au-delà, aux besoins de l'exploitation, cette dernière, connue dans le pays sous le nom de Fontana della Maria Huotter, n'a pas encore été utilisée.

La première analyse quantitative de l'ancienne source est due à Morell dont le travail a été publié à Berne en 1788; plus tard, furent produites les analyses de Balard de Montpellier (1824), et celles de Capeller et Kaiser, de Coire (1826). Après la découverte de 1853, MM. de Planta et Kékulé ont procédé à des recherches plus méthodiques et plus complètes sur la composition des deux sources; c'est à ce travail d'une remarquable distinction que sont empruntées les données que je vais exposer.

L'eau des deux sources est claire, limpide et incolore; fortement mousseuse par suite de l'abondant dégagement de gaz acide carbonique, elle perle dans le verre, dont la paroi est bientôt recouverte de nombreuses bulles de gaz; dans les canaux qu'elle parcourt elle laisse un épais revêtement ocreux. Si l'eau est abandonnée au contact de l'air, elle présente, au bout de huit ou dix minutes, une légère opalescence; après quelques jours, elle devient comme laiteuse et montre un précipité jaunâtre; un peu plus tard le trouble fait place à une teinte jaune, et le dépôt ocreux est plus abondant; enfin, le trouble s'efface et le précipité devient plus foncé. A l'origine, l'eau renferme tout son fer dissous à l'état d'oxydule; dès que l'action de l'air se fait sentir, l'oxygène fait passer une portion de l'oxydule à l'état d'oxyde. Les premières parties d'oxyde formées se précipitent en combinaison avec l'acide phosphorique et silicique; de là, la première opalescence et le dépôt blanchâtre, qui prend plus tard l'aspect ocreux, lorsque l'oxyde commence à se précipiter sous forme d'hydrate d'oxyde de fer. La grande quantité d'acide carbonique libre contenu dans l'eau suffit pendant longtemps pour maintenir en dissolution les carbonates d'oxydule de manganèse, de chaux et de magnésie, de sorte que le précipité ocreux n'en renferme à l'état de mélange qu'une quantité insignifiante. (Chr. Brügger.)

Le goût de l'eau est agréable, rafraîchissant, d'un acidule légèrement astringent; il est plus fort, et rappelle un peu la saveur de l'encre dans la source nouvelle, dont la richesse en fer est plus considérable.

Les autres propriétés physiques et la composition chimique de l'eau diffèrent dans les deux sources.

Source ancienne ou **grande source**. — Le *débit* moyen de cette source est de 22 litres par minute; — la *densité*, à une température extérieure de 14 degrés C., est de 1002, 15; — la *température* de l'eau est de 5°,6 C.

L'ANALYSE QUALITATIVE de MM. de Planta et Kékulé a offert en général les mêmes substances que les précédentes observations. Toutefois, ils ont trouvé, contrairement à l'assertion de Capeller et Kaiser, que l'eau bouillie possède une réaction alcaline, et contient, par conséquent, du carbonate de soude. La présence du fer peut être constatée directement tant par l'acide tannique que par le ferrocyanate de potasse. Comme éléments non encore signalés, les habiles chimistes dont je reproduis les conclusions ont trouvé dans les deux sources du manganèse, de la potasse, un peu d'acide phosphorique et des traces de fluor, d'iode et de brome; dans les dépôts ocreux, ils ont constaté, avec certitude, la présence de l'arsenic et du cuivre, ce dernier en traces très-faibles. Quant à la baryte, la strontiane, la lithine, ils n'ont pu en découvrir le moindre vestige; il en a été de même de l'hydrogène sulfuré.

L'ANALYSE QUANTITATIVE a donné l'ensemble des résultats suivants :

I. — CARBONATES CALCULÉS EN CARBONATES SIMPLES

Éléments solides pour 1000 grammes d'eau :

Carbonate de chaux	0,7264
— de magnésie	0,1254
— d'oxydule de fer	0,0237
— d'oxydule de manganèse	0,0041
— de soude	0,1904
Chlorure de sodium	0,0389
Sulfate de soude	0,2723
— de potasse	0,0164
Acide silicique	0,0381
— phosphorique	0,0004
Alumine	0,0003
Brome, iode, fluor	traces
Total des éléments solides	1,4364
Total trouvé directement	1,3947

Éléments gazeux pour 1000 grammes d'eau :

	À la température de 0°, et une pression de 760 ᵐᵐ.	À la température de la source et la pression de la localité, 615 ᵐᵐ.
Acide carbonique libre et demi-libre	1526,9 c. c.	1925,1 c. c.
Acide carbonique vraiment libre	1287,1 c. c.	1622,6 c. c.

Lorsque les carbonates sont calculés en bicarbonates anhydres, l'analyse fournit les chiffres que voici :

II. — CARBONATES CALCULÉS EN BICARBONATES ANHYDRES

Éléments solides pour 1000 grammes d'eau :

Bicarbonate de chaux	1,0460
— de magnésie	0,1911
— d'oxydule de fer	0,0327
— d'oxydule de manganèse	0,0057
Chlorure de sodium	0,0389
Sulfate de soude	0,2723
— de potasse	0,0164
Acide silicique	0,0381
— phosphorique	0,0004
Alumine	0,0003
Brome, iode, fluor	traces
Total des éléments solides	1,9113

III. — ANALYSE DES GAZ DISSOUS DANS L'EAU

1000 grammes d'eau contiennent :

	A 0° et 760ᵐᵐ de pression.	A 5°,6 (temp. de l'eau) et 615ᵐᵐ de pression.
Acide carbonique..	1287,10 c. c.	1622,60 c. c.
Azote..........	3,72	4,50
Oxygène........	1,05	1,27

Il résulte de là que 1000 parties du gaz dissous dans l'eau contiennent :

Acide carbonique.....................	996,50 c. c.
Azote	2,70
Oxygène...........................	0,80
	1000,00

Les bulles de gaz qui se dégagent de la source renferment sur 1000 parties :

Acide carbonique.....................	980,25 c. c.
Azote	17,16
Oxygène...........................	2,59
	1000,00

Source nouvelle ou **petite source.** — Elle a reçu le nom de source de Paracelse en l'honneur du médecin qui a le premier signalé l'efficacité de la source ancienne. Le *débit moyen* est de 2 3/4 litres par minute ; — la *densité*, à une température extérieure de 14 degrés centigrades, est de 1002,39 ; — la *température* de l'eau est de 4°,3 C.

L'ANALYSE QUALITATIVE a donné les mêmes résultats que l'autre source, mais la réaction du fer est ici plus marquée.

L'ANALYSE QUANTITATIVE a fourni l'ensemble des résultats suivants :

I. — CARBONATES CALCULÉS EN CARBONATES SIMPLES

Éléments solides pour 1000 grammes d'eau :

Carbonate de chaux	0,8911
— de magnésie	0,1583
— d'oxydule de fer	0,0329
— d'oxydule de manganèse	0,0043
— de soude	0,2074
Chlorure de sodium	0,0404
Sulfate de soude	0,3481
— de potasse	0,0205
Acide silicique	0,0495
— phosphorique	0,0006
Alumine	0,0004
Brome, iode, fluor	traces
Total des éléments solides	1,7535
Total trouvé directement	1,6861

Éléments gazeux pour 1000 grammes d'eau :

	A temp. 0° et 760ᵐᵐ de pression.	À 4°,3 c. (temp. de la source) et 615ᵐᵐ de pression.
Acide carbonique libre et demi-libre	1564,2 c. c.	1964,9 c. c.
Acide carbonique vraiment libre	1273,7 c. c.	1599,9 c. c.

Lorsque les carbonates sont calculés en bicarbonates anhydres, l'analyse fournit les résultats que voici :

II. — CARBONATES CALCULÉS EN BICARBONATES ANHYDRES

Éléments solides pour 1000 grammes d'eau :

Bicarbonate de chaux	1,2832
— de magnésie	0,2412
— d'oxydule de fer	0,0454
— d'oxydule de manganèse	0,0059
— de soude	0,2935
Chlorure de sodium	0,0404
Sulfate de soude	0,3481
— de potasse	0,0205
Acide silicique	0,0495
— phosphorique	0,0006
Alumine	0,0004
Brome, iode, fluor	traces
Total des éléments solides	2,3287

La proportion des matériaux solides est donc d'un cinquième environ plus forte que dans la source ancienne, de sorte que l'eau de la nouvelle peut être considérée comme une solution plus concentrée des mêmes substances qui sont contenues dans l'autre.

La troisième source, qui a été analysée en 1856 par le docteur Mosmann, est plus chargée encore d'éléments solides; quant à la richesse en fer, elle présente dans les trois sources les rapports exprimés par les chiffres suivants :

Source ancienne.	Source de Paracelse.	Troisième source.
33	45	53

En raison de son abondance, la source ancienne est utilisée pour les bains; la source de Paracelse, plus richement minéralisée, est réservée pour l'usage interne, et la fraîcheur extrême de l'eau en dissimule presque complétement la saveur saline et astringente.

Depuis 1855, l'établissement des bains a été agrandi et amélioré avec une incessante sollicitude; je n'ai pas à insister sur ce sujet; je dirai seulement que le Kurhaus de Saint-Moritz est un hôtel de premier ordre, au double point de vue du confort et du luxe, et qu'il réalise à tous égards l'heureuse combinaison de l'*utile dulci*. Grâce à ses agrandissements successifs, l'établissement peut recevoir aujourd'hui quatre cents personnes, et les dépendances que l'on construit dans son voisinage immédiat, accroîtront bientôt ce chiffre, qui, quoique considérable, est hors de proportion avec le nombre annuel des malades.

Les installations balnéaires sont au-dessus de tout éloge :

la buvette et l'emplacement des bains communiquent avec l'hôtel par de spacieuses galeries couvertes, qui peuvent servir de promenoirs pendant les mauvais temps. Les cabinets de bains, complétement isolés les uns des autres, contiennent chacun une baignoire de bois, et le chauffage de l'eau a lieu suivant une méthode, qui prévient toute déperdition des principes actifs. L'eau arrive directement de la source dans la baignoire; puis elle est échauffée sur place au moyen d'un jet de vapeur qui pénètre par un orifice pratiqué dans la partie la plus étroite du fond de la baignoire; lorsque le thermomètre indique que le degré voulu de calorification est atteint, on supprime l'accès de la vapeur, et le bain est ainsi préparé sans que l'eau ait subi d'altération notable. Les principes fixes, notamment le fer, restent complétement dissous, et la perte en acide carbonique est à peu près nulle pendant toute la durée du bain, car le gaz qui se dégage est maintenu confiné au-dessus de l'eau par le couvercle qui ferme hermétiquement la baignoire, ne laissant libre que l'espace nécessaire pour le passage du cou.

La supériorité de cette méthode est évidente; au surplus l'expérience directe a démontré que lorsque l'eau de Saint-Moritz est chauffée directement par le feu, elle perd, avant d'atteindre la température moyenne des bains (20° à 24° c.), la moitié de son gaz carbonique, et que la plus grande partie du fer dissous est précipitée à l'état d'oxyde hydraté.

Indépendamment des cabinets de bains, au nombre de cinquante environ, il y a deux salles pour les douches (douche en pluie, douche en jet, douche ascendante, etc.);

dans l'une, les douches sont données froides, à la température même de l'ancienne source, 5°,6 c.; dans l'autre, l'eau destinée à la douche peut être échauffée à toute température.

Ce court aperçu suffira, je l'espère, pour montrer que l'établissement de Saint-Moritz est à la hauteur des progrès accomplis en balnéologie, et qu'il répond dignement, par la beauté de ses installations, à la puissante efficacité des eaux et du climat.

IV

APPLICATIONS THÉRAPEUTIQUES

Indications et contre-indications. — Cures mixtes de lait et de petit-lait.

Je dois inscrire en tête de ce chapitre un précepte dont l'observation m'a démontré l'importance, en me révélant les inconvénients de sa transgression. L'action des eaux de Saint-Moritz sur l'organisme est trop énergique pour que les malades puissent diriger eux-mêmes leur traitement; les contre-indications sont importantes et ne peuvent être méconnues sans danger; d'un autre côté, les procédés d'administration sont multiples et dissemblables dans leurs effets; et pour ces motifs, la plus vulgaire prudence commande de subordonner le mode de la cure aux prescriptions du médecin de l'établissement. M. le docteur Brügger en a, depuis tantôt vingt ans, la direction médicale, et sa compétence peut être mesurée par la durée de ses études sur ce sujet spécial. J'insiste d'autant plus sur cette recommandation que, dans ce pays de liberté vraie, on ne se heurte contre aucune entrave illogique, et que les malades sont complétement laissés à eux-mêmes; c'est donc à eux qu'incombe l'initiative des mesures propres à assurer le succès de leur traitement, et il convient qu'ils soient éclairés sur les suites possibles de leur négligence.

Les principaux effets physiologiques de l'eau de Saint-Moritz, prise à l'intérieur, sont une excitation légère de la muqueuse gastro-intestinale, l'augmentation de l'appétit, l'accélération du travail digestif, l'accroissement des forces, et une diurèse abondante qui se manifeste fort peu de temps après l'ingestion de l'eau; l'urine rendue est claire, peu colorée, d'une limpidité absolue, semblable en un mot à celle que produit la médication lactée; cette diurèse est, selon moi, le meilleur signe de la tolérance parfaite de l'eau, et j'ai même remarqué que les effets de la cure sont d'autant plus satisfaisants, d'autant plus certains, que la diurèse suit de plus près le moment de la boisson. Lorsque les choses se passent ainsi, on peut être assuré que la digestion de l'eau est facile et rapide, ce qui est pour le traitement une condition *sine quâ non*. Du reste, les difficultés issues de l'intolérance gastrique sont tout à fait exceptionnelles; le climat est encore à ce point de vue un puissant adjuvant, et de plus la proportion considérable de gaz acide carbonique, proportion sensiblement égale à celle de Schwalbach, et supérieure à celle de Pyrmont (*Schildbach*), assure à l'eau de Saint-Moritz une digestibilité beaucoup plus facile que ne l'indiquerait à priori la richesse de sa minéralisation. — Il est bon de noter que l'eau est admirablement bien tolérée par les enfants qui arrivent en très-peu de jours, sans fatigue aucune, aux doses quotidiennes vraiment utiles.

Les effets physiologiques des *bains* ne sont pas bornés, comme on l'a dit, à la sensation insolite de bien-être, de

repos et de force, qui suit l'immersion dans cette eau salutaire; je puis signaler comme effets non moins constants
une augmentation momentanée de la diurèse et surtout une
suractivité remarquable des fonctions cutanées; ce phénomène, base d'un certain nombre d'applications thérapeutiques spéciales que la composition de l'eau ne pourrait par
elle-même faire prévoir, est révélé dès le premier bain par
une rubéfaction générale, avec sensation agréable de chaleur et de souplesse dans le tégument externe.

La richesse de l'eau en acide carbonique libre est la
cause de cette action; le dégagement de gaz qui a lieu
pendant toute la durée de l'immersion et couvre de bulles la
surface cutanée, a une telle activité que le bain peut vraiment être envisagé comme un bain mixte d'eau ferrugineuse et d'acide carbonique. Le pétillement incessant de
l'eau, qui mousse comme du vin de Champagne, l'arrivée
continuelle de bulles de gaz sur les téguments y déterminent
une excitation immédiate avec hypérémie passagère, et ce
sont précisément ces conditions toutes particulières qui
permettent de tolérer le bain à une température bien inférieure à celle des bains ordinaires. Au moment où l'on
entre dans la baignoire, une sensation de fraîcheur, ou
même de froid, se fait sentir; mais à peine l'ascension du
gaz, activée par le déplacement de l'eau, a-t-elle commencé,
que ce premier sentiment fait place à une impression de
chaleur qui persiste égale jusqu'à la fin du bain. C'est à la
sortie que la rubéfaction est le plus prononcée, et le degré
de cette hypérémie, fort variable suivant la constitution
individuelle, est un critérium infaillible pour juger de l'excitabilité ou de l'atonie de l'appareil cutané.

Je divise en deux groupes les indications thérapeutiques des eaux de Saint-Moritz. Dans le premier, je réunis les applications qui ressortent directement de la composition de l'eau, type de la médication ferrugineuse naturelle ; — dans le second, je comprends des applications moins connues, qui ne sont pas la conséquence évidente de la minéralisation spéciale de l'eau, et qu'une expérience prolongée a pu seule révéler. Théoriquement, il semblerait que les indications du premier groupe, la plupart même de celles du second, peuvent être aussi bien remplies par l'une quelconque des eaux appartenant à la classe des ferrugineuses fortes ; il n'en est rien : l'eau de Saint-Moritz est plus facilement tolérée que ses congénères, premier point, et elle a dans le climat, véritablement unique, un auxiliaire que rien ne saurait remplacer ; de là son incontestable supériorité sur toutes les source similaires.

Les applications thérapeutiques du premier groupe ont trait à la CHLOROSE et aux ANÉMIES.

La *chlorose*, idiopathique ou spontanée, dans toutes ses formes, dans tous ses degrés, depuis les cas les plus légers, jusqu'à ces cas graves dans lesquels un médecin éclairé doit songer à la possibilité d'une stéatose cardio-vasculaire, et à l'explosion d'accidents redoutables, la chlorose, dis-je, trouve dans le climat et dans les eaux de Saint-Moritz la plus sûre, la plus rapide des médications. Chlorose de l'enfance, chlorose de la puberté, chlorose menstruelle, chlorose par allaitement prolongé, chlorose d'involution ou de ménopause ; peu importe, l'indication est formelle et le succès constant.

Les *anémies* ne sont pas moins heureusement modifiées

par la cure de Saint-Moritz, *sous la condition qu'elles soient
indépendantes de toute lésion organique.* Je signalerai parti-
culièrement l'anémie qui est la conséquence d'une men-
struation trop abondante eu égard à la force de la constitution,—l'anémie post-puerpérale,—et, dans les deux sexes,
l'anémie de la convalescence, — celle que laissent à leur suite
les fièvres intermittentes prolongées, et les *dyspepsies atoniques.* Dans ce dernier cas, le traitement agit à la fois sur la
cause et sur l'effet, et les résultats sont d'une remarquable
rapidité ; ils ne sont pas moins satisfaisants dans l'épuisement
qui résulte de fatigues excessives, soit physiques, soit intel-
lectuelles.

L'action curatrice des eaux n'est pas bornée à l'anémie
elle-même ; en raison même de leur influence toute-puis-
sante sur la reconstitution du sang, elles revendiquent, au
nombre de leurs applications les plus directes, la série mul-
tiforme d'anomalies que la dyscrasie anémique tient sous sa
dépendance. En laissant de côté toute présomption théo-
rique, pour me borner aux résultats acquis par l'expérience,
je dois indiquer d'une manière spéciale la *stérilité* et la *sper-
matorrhée* indépendantes d'altérations matérielles de l'appareil génital ; — l'*impuissance* en tant qu'elle n'est pas liée à
une maladie commençante des centres nerveux ;—enfin, tous
les désordres d'innervation dont l'origine anémique est certaine, et qui sont imputables à l'état de *faiblesse irritable.*
Des névralgies habituelles de localisations diverses, des
spasmes, des palpitations, des troubles de locomotion, des
perturbations psychiques sont les manifestations ordinaires
de cette affection complexe généralement décrite sous le nom
d'*irritation spinale.* Que ces symptômes soient isolés ou

réunis, ils sont justiciables au premier chef de la cure de Saint-Moritz ; et si le diagnostic est exact, c'est-à-dire, je le répète, s'il s'agit bien réellement de désordres fonctionnels d'origine anémique, cette médication est la plus efficace qui puisse être conseillée. La situation est la même pour l'*hys-térie*, pour l'*hypochondrie*, lorsque la subordination de ces névroses à la dyscrasie anémique est certaine ; en revanche, je ne connais pas un seul fait qui démontre l'influence favo-rable de ces eaux sur l'épilepsie, même dans les conditions pathogéniques spéciales que je viens de préciser.

Je range encore dans ce premier groupe d'applications thérapeutiques, le rachitisme et la scrofule ; dans ces mala-dies, comme dans celles qui m'ont occupé jusqu'ici, l'action favorable des eaux peut être déduite *à priori* de leur com-position. Pour le *rachitisme*, je n'ai pas de restriction à apporter dans l'indication formulée, mais il n'en est pas de même pour la *scrofule* ; l'indication ne doit être entendue que de la disposition révélée par le tempérament lymphatique, et des périodes apyrétiques et torpides de la maladie con-firmée. Autant Saint-Moritz est utile dans ces circonstances, autant il est contre-indiqué dans les formes fébriles avec foyers de suppuration. Il importe d'observer rigoureusement cette distinction.

Le second groupe d'indications que j'assigne aux eaux de Saint-Moritz comprend certaines manifestations catar-rhales, et quelques maladies constitutionnelles. Mais, dans les cas de ce groupe, l'indication, qu'on y prenne garde, n'est pas fournie par le seul fait du catarrhe ou de la dystro-phie constitutionnelle, elle ne surgit que dans les formes torpides de ces affections, et pour les personnes de constitution naturellement faible ou débilitée. Vainement la maladie présente-t-elle par l'ensemble de ses symptômes une forme atonique incontestable, si l'individu affecté est d'une constitution robuste ou d'un tempérament sanguin, l'indication de Saint-Moritz n'existe pas ; elle ne devient légitime que par la réunion de ces deux éléments : forme atonique de la maladie, constitution faible et anémique du malade. Dans ces conditions pathologiques spéciales, le médecin peut recourir avec une entière confiance aux eaux de Saint-Moritz dans les *catarrhes chroniques de l'estomac et de l'intestin;* — dans les *dyspepsies par atonie des muscles gastro-intestinaux;* — dans les *désordres digestifs* résultant de l'*insuffisance des fonctions du foie,* sous la réserve, cela va sans dire, que cette inertie n'est pas liée à une lésion organique de l'appareil biliaire. Ces divers états morbides sont assez fréquemment observés chez des individus chargés d'embonpoint ; lorsque cette *obésité* n'est pas unie à une constitution vigoureuse et pléthorique, elle n'est point une contre-indication, loin de là ; j'ai montré, en étudiant l'influence du climat, que la suractivité du processus nutritif se manifeste par le développement du tissu musculaire, et par la diminution du tissu adipeux. C'est même, en raison de ce phénomène, que le docteur Geinitz d'Altenburg conseille le séjour de l'Engadine pour combattre la surcharge graisseuse et la stéatose du cœur ; indication rationnelle, que les incertitudes du diagnostic ne permettent cependant pas de vulgariser.

Le *catarrhe utérin,* sans complications, c'est-à-dire sans processus inflammatoire actuel, sans ulcérations, sans granulations, la *leucorrhée vaginale,* la *dysménorrhée* sont heureusement et rapidement modifiés à Saint-Moritz, lorsque la maladie et le malade présentent les caractères que je me suis efforcé de préciser. L'usage des eaux n'est pas moins opportun, pas moins utile dans le *catarrhe vésical* chronique avec excrétion muqueuse ou muco-purulente abondante, mais sans phénomènes aigus, sans douleur à la miction. J'ai obtenu également de très-bons résultats dans quelques cas de catarrhe urinaire lié à la *gravelle urique* mais sans phénomènes douloureux récents; et le fait se conçoit aisément ; car tandis que l'eau exerce sur les muqueuses de l'appareil d'élimination son action modificatrice, le climat, en activant la nutrition, restreint la formation surabondante d'acide urique, et la cause du mal est ainsi combattue en même temps que son effet. Je ne crois pas que l'on ait déjà signalé des faits de ce genre, mais je suis certain de l'exactitude de mes observations. Dans ces cas-là, du reste, on fera sagement d'employer, non la cure d'eau pure, mais la cure mixte d'eau et de lait, ou de petit-lait.

En l'absence de douleurs actuelles, les formes atoniques du *rhumatisme* et de la *goutte* sont traitées avec succès à Saint-Moritz. Les bains qui, dans tous les autres cas, sont un adjuvant précieux, constituent ici la partie fondamentale de la médication; l'excitation puissante qu'ils déterminent dans les fonctions cutanées est, en effet, j'en suis convaincu, l'une des raisons principales de l'efficacité du traitement. Dans ces circonstances, comme aussi dans les affections catarrhales que j'ai précédemment énumérées, il est souvent utile de faire précéder la cure à Saint-Moritz d'une cure à Ragatz ou à Tarasp; mais ce sont là des indications contingentes dans le détail desquelles je ne puis entrer, car elles varient avec chaque malade.

Je dois enfin signaler l'action salutaire des eaux et du climat de Saint–Moritz dans deux maladies constitution-nelles, que l'un des premiers, je pense, j'ai traitées de cette manière; je veux parler du *diabète sucré* et de l'*albu-minurie atonique.* Ici, comme dans les cas précédents, il importe de se conformer rigoureusement aux indications gé-nérales que j'ai formulées; c'est pour le diabète avec anémie notable, c'est pour l'albuminurie torpide d'emblée, ou dont l'acuité initiale est bien et dûment éteinte depuis un certain temps déjà, qu'il faut, sous peine de nuire, réserver cette médication. Je n'ai pas besoin d'ajouter qu'elle est contre-indiquée dans les albuminuries dépendantes de lésions du cœur, et dans celles qui sont déjà compliquées d'hydro-pisie, ou de l'une quelconque des affections viscérales secondaires qu'entraîne la maladie de Bright. Dans ces cas, en revanche, et ils ne sont point rares, où l'albuminurie développée lentement avec l'apparence de la spontanéité, n'a encore donné lieu qu'à la perte des forces et à l'amai-grissement, Saint-Moritz est une ressource précieuse, qui ne doit point être négligée; car même alors que la cure n'amène pas la guérison complète, elle assure au malade le bénéfice d'une restauration constitutionnelle, qui prévient, pour un temps plus ou moins long, la dégradation organique inhérente au mal de Bright. Dans l'albuminurie, il con-viendra en général de commencer par la cure mixte d'eau et de lait, ou même par la cure de lait ou de petit-lait pur; au surplus, ce point-là, comme tous les autres détails con-cernant le procédé thérapeutique, doit être laissé à l'appré-ciation du médecin de l'établissement.

Dans l'exposé précédent, j'ai signalé pour chaque état morbide en particulier les formes et les complications qui constituent des CONTRE-INDICATIONS à la cure de Saint-Moritz ; antérieurement, j'ai insisté sur la contre-indication absolue tirée de l'emphysème pulmonaire, des maladies du cœur et de la phthisie avancée ; il me reste peu de chose à ajouter pour compléter ce sujet, dont l'importance est en raison directe de la puissance d'action des eaux et du climat.

Quelque rationnels que soient les motifs qui justifient d'ailleurs le traitement de Saint-Moritz, on ne doit point y envoyer les malades de constitution pléthorique ou de tempérament sanguin, non plus que les personnes qui sont affectées d'hémorrhoïdes en activité. J'étends cette proscription aux femmes enceintes ; ce serait une imprudence voisine de la témérité que de leur conseiller une semblable médication. Sur tous ces points, je suis en parfait accord avec mon savant ami Lebert, qui, dans son beau travail sur l'Engadine (1861), a très-bien circonscrit les applications thérapeutiques de ces eaux ; mais il est une question, en revanche, sur laquelle j'ai le regret de me séparer complétement de lui : le célèbre professeur de Breslau exclut de Saint-Moritz la chlorose symptomatique d'une tuberculisation commençante ; si cette station n'avait d'action médicale que par ses eaux, je pourrais concevoir ce précepte, au moins pour quelques cas ; mais c'est dans cet état morbide que l'influence salutaire du climat est le plus marquée, et c'est précisément en vue de ce groupe de faits que j'ai signalé avec tant d'insistance les avantages de la cure climatérique seule ; dans les conditions que j'ai précédemment définies, elle convient admirablement aux chloroses liées à la tuberculisation imminente ou commençante; l'adjonction de la cure d'eau est une question subsidiaire qui ne comporte pas de réponse générale, et dont la solution est subordonnée à l'examen de chaque cas individuel. Du reste, même en ce qui concerne l'usage de l'eau, la contre-indication est devenue fort rare, depuis que l'administration des bains a institué, à Saint-Moritz, les cures de lait et de petit-lait qui permettent au besoin d'atténuer, en toutes proportions, l'action trop énergique de l'eau pure.

Ce progrès est considérable : dans les chloroses avec excitabilité gastro-intestinale, on rencontrait souvent de réelles difficultés pour assurer la tolérance de l'eau, et l'observation de ces faits avait donné lieu à une exclusion rationnelle à l'endroit de ces formes morbides assez fréquentes; aujourd'hui, avec la ressource des cures mixtes, cette contre-indication a disparu, et les applications théra-peutiques de Saint-Moritz ont pris par là une légitime et salutaire extension. Du reste, ce perfectionnement a une portée plus grande encore : le lait et le petit-lait peuvent être pris seuls, et la station de la Haute-Engadine, en raison de ses conditions climatériques exceptionnelles, vient occuper le premier rang parmi les localités alpestres affectées à la médication lactée.

Les personnes qui visitent l'Engadine en simples touristes peuvent, à leur gré, s'installer dans l'un des nombreux hôtels de Saint-Moritz, de Silvaplana, de Samaden ou de Pontresina; mais les malades qui ont à faire un traitement régulier doivent se mettre en mesure de loger à l'établis-sement. Le village en est distant de vingt-cinq minutes, et lorsqu'il s'agit de se rendre à la buvette deux fois par jour, et, en outre, de prendre des bains, ces déplacements forcés sont une complication sérieuse, même par le beau temps; je laisse à penser ce qui en advient dans les mauvais jours. Or, l'établissement ne peut recevoir que quatre cents personnes, tandis que l'on compte par milliers le nombre annuel des baigneurs; il faut donc suivre l'usage qu'ont depuis longtemps adopté les visiteurs venant de l'Allemagne, de l'Angleterre ou de l'Italie, et s'assurer, dès le printemps, d'un appartement pour la saison, en s'adressant à M. Staehli, l'obligeant et habile directeur de l'Hôtel-des-Bains.

Ce conseil pourra paraître puéril, mais l'expérience me permet d'affirmer qu'il n'en est pas de plus utile.

Dans cette étude, j'ai fait impartialement connaître, dans leurs limites vraies, les applications thérapeutiques de Saint-Moritz; si je réussis de la sorte à donner en France à cette station la place importante qu'elle occupe légitimement dans la pratique médicale des pays étrangers, je suis certain de rendre un service réel à mes confrères et aux malades. Que l'on observe scrupuleusement les indications et les contre-indications qui ont été formulées, que l'on ne perde pas de vue les précautions imposées par le climat spécial, que l'on s'astreigne, s'il est besoin, aux préceptes que j'ai donnés touchant l'accoutumance graduelle à l'altitude, et l'on appréciera bientôt l'absolue vérité du fameux mot de Paracelse : « Celui qui boit de ces eaux et en use comme d'un remède, celui-là peut parler de santé. »

FIN

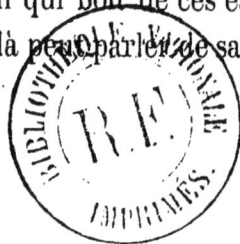

TABLE DES MATIÈRES

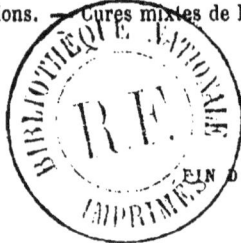

FIN DE LA TABLE.

PARIS. — IMPRIMERIE DE E. MARTINET, RUE MIGNON, 2

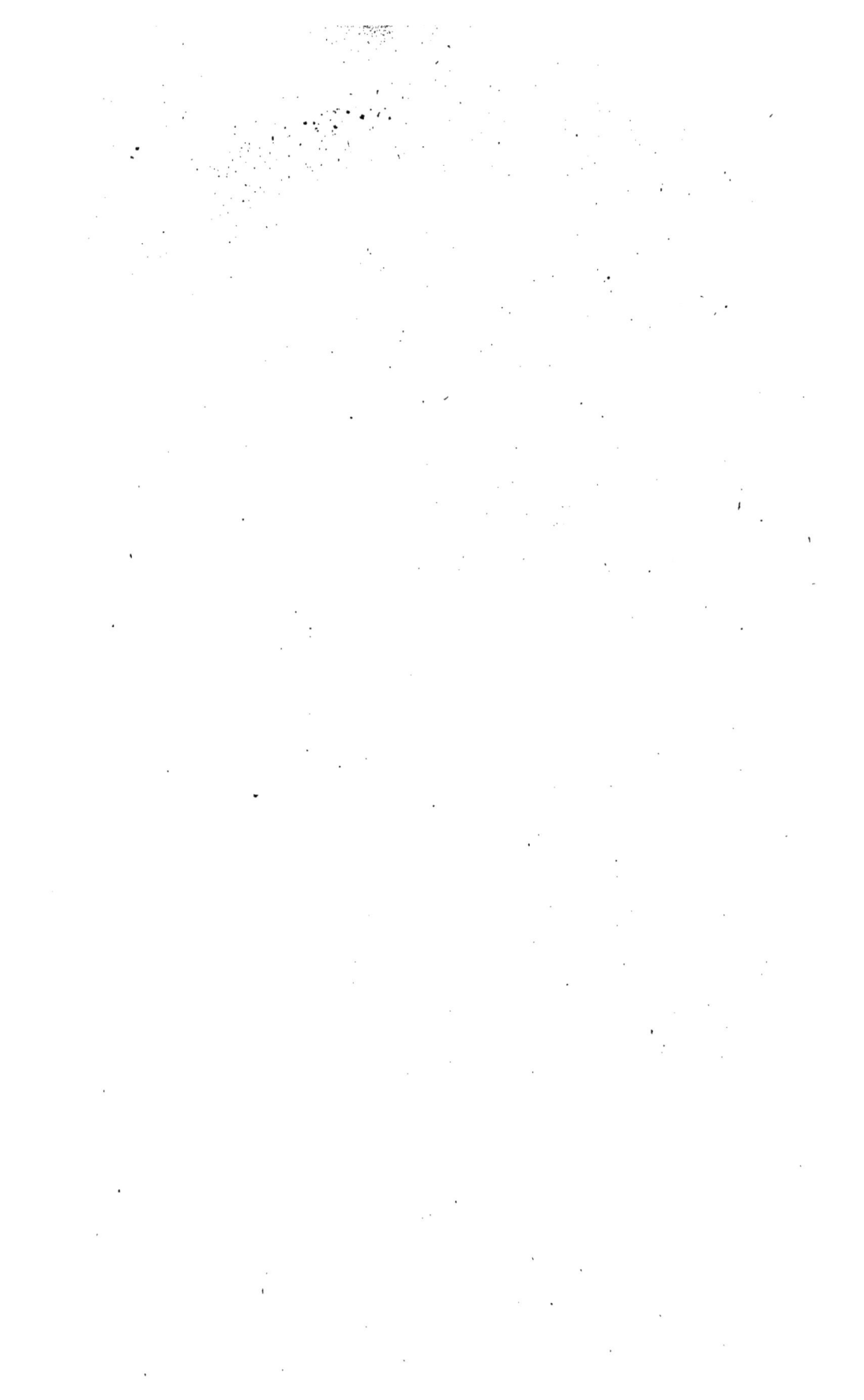

www.ingramcontent.com/pod-product-compliance
Lightning Source LLC
Chambersburg PA
CBHW070806210326
41520CB00011B/1846